Dieta Cetogénica Vegetariana

Limpia tu Cuerpo con la última Dieta Cetogénica a Base de Plantas. Pierde Peso, Quema Grasa, Aumenta tu Energía, Calma la Inflamación con un Plan de Comidas Integral de 30 Días

Simon Cole

Índice

Introducción.. 1

Dieta cetogénica 4

Baja en carbohidratos.. 5

Básico... 5

Macros.. 7

Las partes buenas...12

   El enfoque del cerebro...13

   Cáncer...13

   Enfermedades cardíacas..14

   Inflamación...15

   Energía y sueño..15

   Niveles de ácido úrico 16

   Salud gastrointestinal y de la vesícula biliar............16

   Salud de la Mujer 17

   Ojos..17

   Ganar músculo y resistencia..................................... 18

Desventajas de la Dieta Cetogénica 18

   Bajo nivel de azúcar en la sangre..............................19

   Deficiencias nutricionales 19

   Estreñimiento y cambios intestinales...................... 20

   Pérdida de electrolitos.. 20

   Disminución del sodio sérico 21

   Deshidratación..21

   Piedras en el riñón y sus daños 21

   Pérdida muscular 22

   Problemas cardíacos 22

Cetosis.. 22

   Entrando en la cetosis 23

   Combustible para el cerebro..................................... 24

La cetoacidosis y la cetosis 25

Alcanzar la cetosis óptima 26

Medición de la cetosis...28

El mal aliento 29

Pérdida de peso 29

Cetonas en la orina y el aliento 30

Supresión del apetito...30

Mejor energía y enfoque 31

Fatiga a corto plazo 31

Disminución del rendimiento a corto plazo 31

Problemas digestivos...32

Insomnio..32

Qué comer 33

Alimentos por evitar 35

Una dieta a base de plantas **38**

Empezando...39

Alternativas de carne saludable....................................39

Legumbres 40

Mezclarlo... 41

Comprender las fuentes y las etiquetas de la carne...........42

Peces 42

¿Por qué deberías dejar la carne? 44

Diabetes 44

La presión arterial alta 44

Salud del corazón 45

Pérdida de peso 45

Consumo de fibra 45

Visión...46

Cuidado de la piel...46

Vegetariano versus dieta a base de plantas....................46

Dieta cetogénica vegetariana **49**

Preocupaciones de salud...51

Tipos de Vegetarianos..52

¿Qué dieta vegetariana funciona con la dieta cetogénica?....53

Evitar las deficiencias de nutrientes 54

Visión general de la Dieta Cetogénica Vegetariana 58

Plan de acción de cuatro pasos 59

Restringir los carbohidratos.. 59

Añadir buenas fuentes de proteína en cada comida 59

Coma de una a tres porciones de vegetales bajos en carbohidratos dos veces al día. 62

Use especias y hierbas para dar sabor a sus alimentos 64

Mantenerse cetogénico vegetariano por mucho tiempo....... 64

Limitando los carbohidratos para los vegetarianos 65

Obtener suficientes grasas... 68

Alimentos en la Dieta Cetogénica Vegetariana 71

Tofu..71

Tempeh 72

Seitan 73

Otras "carnes" 74

Frutos secos.. 74

Proteína en polvo... 76

Obtener la mejor calidad de los productos lácteos y los huevos 77

Alternativas al huevo 79

Comer en modo Vegetariano 83

Lista de todo incluido 85

Inflamación y alimentos 93

¿Qué es la inflamación?... 93

Síntomas de la inflamación 96

Causas de la inflamación 97

¿Qué es la inflamación aguda?.......................................98

¿Es una inflamación aguda o crónica.............................. 99

¿Qué es la inflamación crónica? 100

Medición de la inflamación 102

¿Qué tipo de dieta ayuda a reducir la inflamación? 103

¿El estrés afecta también a la inflamación? 105

Tratamientos de la inflamación común 106

Hierbas para tratar la inflamación....................................108
Cómo la inflamación puede afectar a su cuerpo..................110
Consideraciones y estrategias 118

Una dieta de alimentos integrales............................119

Reglas 119
Alimentos enteros y cómo se ven 121
Comer mejor..126

Empezando en la dieta cetogénica vegetariana.....129

Dietas cetogénicas 130
Dieta Cetogénica Vegetariana 131
Dieta cetogénica vegetariana y la lucha contra la inflamación
....134
Un día en la vida...135
Dieta cetogénica vegetariana a largo plazo 136

Plan de comidas de 30 días 138

Día 1 138
Día 2 141
Día 3 142
Día 4 143
Día 5 144
Día 6 146
Día 7 149
Día 8 149
Día 9 150
Día 10 152
Día 11...153
Día 12 153
Día 13...153
Día 14 153
Día 15...154
Día 16 154
Día 17...154
Día 18 154

Día 19 155
Día 20..155
Día 21 155
Día 22..155
Día 23..156
Día 24..156
Día 25..156
Día 26..156
Día 27..157
Día 28..157
Día 29..157
Día 30..157

Conclusión..**158**

Introducción

Muchas felicidades por descargar la *Dieta Vegetariana Cetogénica* y gracias por haberlo hecho.

La mejor manera de explicar lo que es una dieta cetogénica es que es una dieta de proteínas medias, altas y bajas en carbohidratos. La dieta cetogénica se usó por primera vez como una forma de tratar la epilepsia refractaria en niños. La razón por la que esto ayudó a los niños fue porque el cuerpo quemaba grasa para obtener energía.

En una típica dieta alta en carbohidratos, esos carbohidratos se convierten en glucosa. El cuerpo envía la glucosa a todas partes para que pueda ser utilizada para alimentar el cuerpo y ayudar al funcionamiento del cerebro. Sin embargo, cuando se elimina el acceso a esos carbohidratos, el hígado comienza a convertir la grasa en ácidos grasos y cuerpos cetónicos. El cerebro es capaz de utilizar esas cetonas para funcionar. Estos altos niveles de cetonas fueron los que redujeron la frecuencia de los ataques epilépticos en los niños.

Si bien el primer uso de esta dieta puede haber sido un tratamiento médico para la epilepsia, otros comenzaron a notar lo útil que era cuando se trataba de perder peso. Cuando se consumen muchos carbohidratos, el cuerpo retiene líquidos para ayudar a almacenar esos carbohidratos para la energía.

Cuando no se consumen tantos carbohidratos, el cuerpo elimina el agua almacenada. Lo bueno de la dieta cetogénica es que se centra en la grasa almacenada más que cualquier otra dieta.

Una dieta cetogénica clásica tiene una proporción de cuatro a uno por peso de proteínas y carbohidratos combinados con grasas. Para lograr esto, hay que deshacerse de alimentos altos en carbohidratos como frutas, azúcar, verduras con almidón, granos, pan y pasta. El consumo de mantequilla, crema y nueces se incrementa debido a su contenido de grasa.

La mayoría de las grasas que se encuentran en los alimentos son LCT, triglicéridos de cadena larga. Sin embargo, los TCM, triglicéridos de cadena media, son más cetogénicos. Mucha gente que sigue una dieta cetogénica usa mucho aceite de coco si es alto en MCT, o comprarán aceite de MCT y lo añadirán a su café por la mañana.

Las necesidades y el cuerpo de cada persona serán diferentes, pero la macrocomposición de una dieta cetogénica es normal 60 a 75 por ciento de las calorías provienen de la grasa, 15 a 30 por ciento de las proteínas y cinco a diez por ciento de los carbohidratos.

Después de unos días de dieta, el cuerpo entrará en lo que se conoce como cetosis, en la que entraremos más a detalle más tarde. Aquí es donde el cuerpo comenzará a utilizar la grasa almacenada, y la grasa ingerida, para obtener energía.

Con una dieta cetogénica vegetariana, tomarás todos los alimentos que puedas comer en una dieta cetogénica mientras te aseguras de que son alimentos enteros y a base de plantas. Esto añade un nivel extra de vida saludable a su dieta. Cuando todo esto se combina, tu cuerpo se convierte en una máquina que combate la inflamación y quema grasa.

Hay muchos libros sobre este tema en el mercado, ¡gracias de nuevo por elegir este! Se ha hecho todo lo posible para asegurar que esté lleno de tanta información útil como sea posible, ¡por favor disfrútalo!

Dieta cetogénica

Mucha gente acortará la dieta cetogénica y la llamará simplemente dieta cetogénicao dieta ceto. Esta palabra fue creada porque cuando haces esta dieta, tu cuerpo creará pequeñas moléculas de combustible que se llaman cetonas. Estas se usan como una fuente alternativa de combustible para nuestros cuerpos. Estas se utilizan cuando el suministro de glucosa del cuerpo se reduce.

Cuando no comes muchos carbohidratos, se producen estas cetonas. Esto es cierto cuando la ingesta de proteínas se mantiene a un nivel moderado. Comer demasiadas proteínas puede hacer que el cuerpo las convierta en azúcar.

Tu hígado es capaz de crear cetonas a partir de la grasa que tu cuerpo ha almacenado. El cuerpo entonces usa estas cetonas como combustible para muchas partes diferentes del cuerpo incluyendo el cerebro. Sorprendentemente, el cerebro utiliza mucha energía en un solo día. Lo triste es que el cerebro no puede quedarse sin combustible de la grasa. Sólo puede obtener su combustible de la glucosa o las cetonas.

Cuando haces una dieta cetogénica, todo tu cuerpo va a cambiar el suministro de combustible para que se quede totalmente sin grasa. Esto causará que tu nivel de insulina baje y tu cuerpo aumentará la cantidad de grasa que quema. Tu cuerpo podrá acceder a la grasa almacenada y quemarla. Esto es genial cuando estás tratando de perder peso. Hay otros beneficios menos obvios, como la disminución del hambre, el suministro constante de energía y una mayor conciencia mental.

Baja en carbohidratos

La única forma en que esta dieta funcionará bien es cuando se come una cantidad muy pequeña de carbohidratos. Cuantos menos carbohidratos comas, mejor te ayudará a perder peso. Una dieta cetogénica es una dieta muy estricta baja en carbohidratos. Vas a comer sólo 20 gramos o menos de carbohidratos netos cada día.

Cuando haya alcanzado sus objetivos de pérdida de peso, puede comenzar a aumentar su consumo de carbohidratos. Esto debe hacerse lentamente para no volver a ganar peso.

Básico

Esta es una gran dieta, pero hay una manera correcta y otra incorrecta de hacerla. Tienes que empezar esta dieta de la manera correcta para obtener más rápido y mejores resultados.

En teoría, una dieta cetogénica es simple; baja en carbohidratos, alta en grasas. Esto no te dice lo que puedes o no puedes comer. Hay una lista de alimentos completos que se pueden comer, que discutiremos más adelante. Por ahora, aquí hay una lista de lo que puedes comer:

- Grasas pesadas como sebo, aceite de oliva, grasa de tocino, mantequilla, manteca, ghee y aceite de coco.

- Carnes, incluyendo la carne de órganos.

- Huevos

- Pescado y mariscos

- Vegetales sin almidón. Todas las verduras de hoja que quieras.

- Bayas como fresas, arándanos y frambuesas.

Tu día típico podría parecerse a algo así:

- El desayuno podría incluir huevos y tocino.

- El almuerzo podría ser una ensalada de pollo con una taza de caldo de hueso.

- La cena podría ser un bistec con verduras y un postre cetogénica.

A algunas personas les gusta comer entre comidas. Si eres una de esas personas, algunas buenas opciones son el caldo, los palitos de queso, las nueces, los palitos de carne y los palitos de apio. Debes vigilar el número de bocadillos ya que estos pueden hacer que tu recuento total de calorías aumente.

La dieta cetogénica es fácil de personalizar. Puedes experimentar y descubrir qué es lo que mejor funciona para ti. Algunas personas pueden darse cuenta de que necesitan más grasa en su dieta y otras pueden comer menos carbohidratos. Algunas personas incluso intentan ayunar de forma intermitente.

Mucha gente que intermitentemente se salta el desayuno y come su primera carne a la una de la tarde. Esto aumentará su poder de cetosis.

Macros

Las macros ya han sido mencionadas unas cuantas veces. Probablemente te estés preguntando ahora qué son. Los macros son la abreviatura de *macronutrientes* cuando se usan en el contexto de la dieta cetogénica.

Los macros son las partes de la comida que te dan combustible y energía. Son proteínas, carbohidratos y grasas. De aquí provienen las calorías de tu dieta. Es importante que entiendas los macros si vas a tener éxito en la dieta cetogénica. Estos tienen que estar en equilibrio para que permanezcas en la cetosis.

Los carbohidratos son la única macro que no tienes que consumir para mantenerte vivo. Hay grasas y aminoácidos esenciales que son los bloques de construcción de las grasas y las proteínas, pero no hay ningún carbohidrato esencial.

Los carbohidratos están hechos de dos cosas: almidón y azúcar. La fibra se considera un carbohidrato, pero con una dieta cetogénica no se cuenta en la ingesta total de carbohidratos. La fibra no se cuenta ya que el cuerpo no digiere la fibra, por lo que no tiene ningún efecto sobre el azúcar en la sangre.

Cuando miras una etiqueta de nutrición, necesitas encontrar primero el número de carbohidratos totales y luego buscar la fibra. Vas a restar la cantidad de fibra del número total de carbohidratos; esto te da los carbohidratos *netos*.

Total de carbohidratos - fibra = carbohidratos netos.

Esto sólo significa que los carbohidratos netos sólo cuentan los azúcares y almidones de los carbohidratos que comes. Cuando estás calculando tus macros para una comida, sólo vas a usar los carbohidratos netos. No tienes que usar los carbohidratos totales.

Para que tengas éxito, necesitas encontrar comida que sea naturalmente baja en carbohidratos y la que no lo sea. No todos los alimentos son obvios. Es obvio que las patatas tienen un alto contenido en carbohidratos, pero ¿te das cuenta de que los plátanos también tienen un alto contenido en carbohidratos?

Para cualquiera que esté empezando una dieta cetogénica, debe tratar de consumir unos 20 gramos de carbohidratos netos cada día.

La proteína es importante para nuestro cuerpo ya que ayuda a preservar la masa muscular magra, la fuente de energía en ausencia de carbohidratos produce hormonas y enzimas, función inmunológica, reparación de tejidos y crecimiento. La proteína juega un papel importante en los procesos biológicos. Las proteínas son los bloques de construcción para un cuerpo sano.

Cuando se come, las proteínas se descomponen en aminoácidos. Nueve de ellos no pueden ser producidos por nuestros cuerpos. Por eso es que estos aminoácidos esenciales deben provenir de los alimentos. Estos nueve incluyen la lisina, valina, treonina, histidina, isoleucina, triptófano, leucina, fenilalanina y metionina. Si hay una deficiencia de proteína o de cualquiera de estos aminoácidos, podría causar desnutrición o muchos otros problemas de salud.

Cuando se hace una dieta cetogénica, hay que asegurarse de comer suficientes proteínas para preservar la masa corporal magra. La cantidad que consumas, todo depende de cuánta masa corporal magra tengas ahora. Aquí hay una guía:

- .7 a .8 gramos de proteína por libra de músculo para ayudar a preservar su masa muscular.

- De 0,8 a 1,2 gramos de proteína por libra de músculo para ayudarle a aumentar su masa muscular.

No debes perder ninguna masa corporal, sólo ganarla o preservarla. Mucha gente se concentra en perder peso, pero muchas veces cuando la gente pierde peso, también pierde músculo junto con la grasa. Tu objetivo debe ser perder peso mientras conservas el músculo. Esto es importante para mantener el metabolismo.

Lo principal es asegurarse de no volverse loco al consumir proteínas cuando se hace una dieta cetogénica. El consumir muchas proteínas podría poner demasiado estrés en los riñones y puede afectar a la cetosis. Intente mantener sus macros en los rangos anteriores.

Aquí hay un ejemplo:

Digamos que pesas 160 libras y tienes un 30 por ciento de grasa corporal. Esto significa que tienes alrededor de 48 libras de grasa corporal. Ahora vas a restar la grasa corporal de tu peso total y esto te da tu masa corporal magra. Para esto, serían 112 libras.

Para encontrar la cantidad de proteína que necesitas consumir, tomas el número de masa corporal magra y lo multiplicas por la ratio de antes. En este ejemplo, necesitas consumir 89,6 gramos de proteína cada día para preservar tu masa muscular. Se verá así:

112 libras de músculo x .8 gramos de proteína = 89.6 gramos.

La última macro es la grasa. Es necesario consumir la cantidad adecuada de grasa para mantener las membranas celulares, proporcionar un amortiguamiento protector para los órganos, absorber ciertas vitaminas, el desarrollo, la energía y el crecimiento. Estas grasas también te ayudan a sentirte lleno por más tiempo.

La grasa dietética se descompone en ácidos grasos y glicerol. El cuerpo no puede sintetizar dos tipos de ácidos grasos, así que es importante que los incorpores a tu dieta. Estos ácidos grasos son el ácido *linolénico y el ácido linoleico.*

Estas grasas son saciantes, por lo que es perfecto para las personas que quieren luchar contra los retortijones del hambre. Tienes que averiguar cuánta grasa debes comer. Si tus carbohidratos están en un mínimo, has calculado cuánta proteína debes comer, y entonces el resto de tus necesidades dietéticas deben ser satisfechas con grasa.

Para mantener su peso, va a comer suficientes calorías de la grasa para apoyar sus actividades diarias normales. Si quieres quemar grasa, necesitas comer con déficit calórico.

Se le ha dado mucha información para ayudarle a entender sus macros, pero hay formas más fáciles de entenderlo. Hay muchas calculadoras en línea que calcularán estos números sin que te duela la cabeza. Si quieres usar una calculadora en línea, visita este sitio web: Cetogénicagains. Funciona muy bien.

Si quiere averiguarlo por su cuenta, continuemos con el ejemplo de las 160 libras de arriba. Digamos que esta persona es una mujer, que mide 1,70 m, de unos 20 años, y se sienta detrás de un escritorio todo el día. Ella es principalmente sedentaria.

Conectémosla a una calculadora:

La tasa metabólica base sería de 1467 kcal.

El gasto diario de energía sería de 1614 kcal.

Necesitará consumir unos 90 gramos de proteínas, 20 gramos de carbohidratos netos y 86 gramos de grasa. Su consumo es de 72 por ciento de grasa, 23 por ciento de proteína, y 5 por ciento de carbohidratos.

Ahora ya sabes lo que son las macros y cómo encontrar tus números. Estás en camino de comenzar una dieta cetogénica.

Las partes buenas

Hay muchas cosas asombrosas que le pasan a nuestros cuerpos cuando seguimos una dieta cetogénica. Hablemos de algunas de ellas.

El enfoque del cerebro

La dieta cetogénica podría ayudar a aumentar la memoria, la cognición, la claridad, reducir las migrañas y controlar las convulsiones. El primer uso de la dieta cetogénica fue en los años 20 en la Clínica Mayo para ayudar a los niños que tenían epilepsia. Se desconoce el razonamiento exacto para prevenir las convulsiones con la dieta cetogénica; los científicos creen que se debe a que crea una mayor estabilidad de las neuronas y una mayor regulación de las enzimas mitocondriales y las mitocondrias del cerebro.

Se ha prestado mucha atención a los efectos que esta dieta tiene en la enfermedad de Alzheimer. Los investigadores han encontrado un aumento en la cognición y una mejora de la memoria en los adultos que tienen problemas en estas áreas. Más investigaciones han encontrado mejoras en todas las etapas de la demencia. La cetosis también puede ayudar a combatir la enfermedad de Parkinson.

Muchos seguidores de esta dieta también han informado de migrañas menos frecuentes y menos intensas con una mejor claridad y concentración mental. Esto se debe a que el azúcar en la sangre es más estable y a los cambios en la química del cerebro que pueden ayudar con la memoria y la cognición.

Cáncer

El laboratorio de Dom D'Agostino encontró que los suplementos de cetona pueden disminuir la viabilidad de las células tumorales y prolongar la vida de los ratones que tenían cáncer metastásico. El metabolismo de las células cancerosas funciona de manera anormal en comparación con las células sanas. Se agrandan debido al consumo de glucosa por la disfunción mitocondrial y las mutaciones genéticas. Algunos estudios han encontrado que, a diferencia de los tejidos sanos, las células cancerosas no pueden usar los cuerpos cetónicos para obtener energía. Las cetonas también inhiben la viabilidad y la proliferación de las células tumorales.

Esto no significa que los pacientes de cáncer tengan que dejar sus tratamientos regulares. Necesitan seguir el consejo de su médico.

Enfermedades cardíacas

La dieta cetogènica puede ayudar a reducir la presión arterial y los triglicéridos. También puede mejorar los niveles de colesterol. Esto se debe a que mantiene la glucosa en la sangre estable y muy baja. Puede parecer contradictorio que comer más grasas pueda reducir los triglicéridos; se ha descubierto que comer demasiados carbohidratos es la razón principal de los altos niveles de triglicéridos.

Cuando se habla de LDL y HDL, una dieta cetogénica puede ayudar a aumentar los niveles de HDL, este es el colesterol bueno. También puede ayudar a disminuir el LDL.

Inflamación

En un artículo de la revista *Nature Medicine*, se encontró que el mecanismo detrás de lo que se ha creído por décadas: una dieta cetogènica es antiinflamatoria y ayuda en muchos temas relacionados.

La investigación encontró que estos efectos pueden estar conectados con "la inhibición de BHB-mediato del inflamasoma NLRP3".

Esto significa básicamente que las enfermedades inflamatorias pueden ser suprimidas por el BHB, que es una cetona producida por una dieta cetogénica. Esto ha traído muchas implicaciones para el eccema, el SII, el acné, la psoriasis, la artritis, y muchas otras enfermedades inflamatorias que han traído más investigación y atención.

Energía y sueño

Cuando las personas llegan al cuarto o quinto día con esta dieta, muchos informan de un aumento de los niveles de energía y menos antojos de carbohidratos. La razón principal de esto es que los niveles de insulina se estabilizan y el cuerpo tiene una fuente de energía disponible para ser utilizada por los tejidos del cuerpo y el cerebro.

Todavía es un misterio por qué ayuda a mejorar el sueño. Los estudios han demostrado que una dieta cetogénica puede ayudar a dormir debido a que disminuye el REM y aumenta los patrones de sueño de ondas lentas. Las razones exactas no están claras. Se cree que se debe a los complejos cambios bioquímicos causados por el cerebro que utiliza las cetonas como energía junto con el cuerpo que quema grasa.

Niveles de ácido úrico

La razón principal de la gota y los cálculos renales son los elevados niveles de ácido úrico, oxalato, fósforo y calcio. Esto es causado por una combinación de consumo de alimentos que tienen mucho alcohol y purinas, obesidad, consumo de azúcar, deshidratación, y simplemente mala genética.

Sin embargo, hay una advertencia: una dieta de cetogénica puede elevar temporalmente los niveles de ácido úrico, especialmente si se deja deshidratar. Con el tiempo, los niveles bajarán.

Salud gastrointestinal y de la vesícula biliar

Esto significa que tendrás menos gases e hinchazón, mejor digestión, menos reflujo ácido, menos riesgo de cálculos biliares y menos acidez estomacal.

Se sabe que los alimentos azucarados, las bellotas como las patatas y los tomates y los alimentos a base de cereales pueden aumentar la probabilidad de reflujo ácido y acidez estomacal.

No debería ser una sorpresa que consumir pocos carbohidratos mejore estos síntomas y llegue a la raíz del problema de las respuestas autoinmunes, la inflamación y los problemas bacterianos.

Una dieta cetogénica puede alterar rápidamente el microbioma del intestino humano. El Dr. Eric Westman explica cuántos problemas pueden ser eliminados o reducidos debido a estos cambios en el microbioma.

Las investigaciones también han descubierto que comer carbohidratos es una de las principales causas de los cálculos biliares. Cuando comes suficiente grasa mientras tu ingesta de carbohidratos es baja, puedes ayudar a limpiar la vesícula biliar y hacer que las cosas funcionen mejor.

Salud de la Mujer

Una revisión que se publicó en 2013 examinó la evidencia de cómo una dieta cetogénica puede mejorar la fertilidad. La investigación muestra que el SOPQ puede ser tratado efectivamente con una dieta baja en carbohidratos. Esto puede ayudar a reducir o eliminar síntomas como el acné, la obesidad y los períodos prolongados o poco frecuentes.

En general, cuando se puede mantener el nivel de azúcar en la sangre estable y bajo puede ayudar a estabilizar y equilibrar otros niveles hormonales. Esto causará otros beneficios en muchas vías metabólicas que están relacionadas con el hambre y la utilización de energía similares a la insulina.

Ojos

El mayor problema que pueden enfrentar los diabéticos es la degeneración macular. Es bien sabido que un alto nivel de azúcar en la sangre puede dañar la vista de una persona y podría llevar a un mayor riesgo de cataratas. No debería sorprenderle que cuando se puede mantener el nivel de azúcar en sangre bajo, se mejora la salud de la visión y se mejoran los ojos.

Ganar músculo y resistencia

Se ha descubierto que la BHB ayuda a promover la ganancia muscular. Por todas las razones que ya hemos cubierto, una dieta cetogénica es genial para cualquiera que tenga diabetes tipo 1 o tipo 2.

También es eficaz para la obesidad porque ayuda a quemar la grasa y evita la pérdida de músculo. También ayuda a los trastornos relacionados con la obesidad. Esto incluye todos los factores de riesgo y síntomas conocidos como síndrome metabólico.

Desventajas de la Dieta Cetogénica

La dieta cetogénica es segura y efectiva, pero hay algunos peligros. No todos ellos son seriamente malos, pero hay algunos que son muy desagradables. Los malos desaparecerán cuando tu cuerpo se haya ajustado a la dieta. Algunas de estas cosas no son necesariamente temporales. Estas cosas son extremadamente raras, pero tienes que saber que pueden suceder.

Bajo nivel de azúcar en la sangre

Cuando haya alcanzado la cetosis, notará que los niveles de azúcar en la sangre son más estables y bajos. Por eso las dietas bajas en carbohidratos son mejores para controlar la diabetes de tipo 2. La monitorización de los carbohidratos se ha utilizado durante varios años como una forma de controlar el azúcar en sangre. Un estudio descubrió que las dietas bajas en carbohidratos no son mejores para controlar este largo plazo que otras dietas.

Hay algunas pruebas anecdóticas que dicen que las personas que tienen diabetes tipo 2 pueden dejar de tomar sus medicamentos desde que se estabilizó su azúcar en la sangre. Eso nunca ha sido recomendado. Las personas que tienen diabetes necesitan hablar con su médico antes de dejar de tomar sus medicamentos.

Los primeros días mientras tu cuerpo se ajusta a los cambios, tu cuerpo va a estar en una lucha constante. Necesitarás facilitar tu camino en la dieta si ya has sido diagnosticado con diabetes. Reducir lentamente los carbohidratos. Si no lo hace, podría causar una gran caída en el azúcar en la sangre.

Deficiencias nutricionales

Una dieta alta en grasas y baja en carbohidratos limita los tipos de alimentos que se pueden comer; se eliminará un grupo completo de alimentos. Los granos enteros, frijoles y legumbres no están permitidos junto con muchas frutas y vegetales.

Muchos alimentos contienen nutrientes, minerales y vitaminas que no se pueden obtener en ningún otro lugar. Sin ellos, podrías experimentar deficiencias nutricionales.

La dieta cetogénica no es buena como dieta a largo plazo ya que no es una dieta equilibrada. Las dietas que no contienen frutas o vegetales pueden causar deficiencias de micronutrientes a largo plazo que vienen con otras consecuencias. Es excelente para la pérdida de grasa a corto plazo. Es mejor con la supervisión de un profesional médico.

Estreñimiento y cambios intestinales

Además de no obtener sus nutrientes, deshacerse de las frutas y verduras también puede causar otros problemas. Estos son alimentos ricos en fibra que ayudan a mantener la regularidad. Sin estos alimentos, usted podría encontrarse con que tiene cambios intestinales, incluyendo dificultad en las evacuaciones intestinales y posible estreñimiento.

Tienes que asegurarte de cargarte de alimentos ricos en fibra y bajos en carbohidratos como espárragos, col y brócoli junto con grasas como el aceite de coco y el ghee.

Pérdida de electrolitos

Una vez que hayas alcanzado la cetosis, tu cuerpo comenzará a arrojar enormes cantidades de glucógeno. Este se encuentra en los músculos y en la grasa que soporta el peso extra. Esto hace que uses más el baño y podría llevar a la pérdida de electrolitos. Los electrolitos son importantes para los latidos normales del corazón y las funciones cardíacas adecuadas. Esto podría crear una arritmia cardíaca.

Intenta obtener más electrolitos a través de fuentes naturales como el caldo de huesos o a través de suplementos sin receta.

Disminución del sodio sérico

Los americanos normales suelen consumir demasiada sal, pero cuando se está en una dieta cetogénica, puede ser una lucha para conseguir la suficiente. Los bajos niveles de sodio pueden causar disminución de energía, confusión, calambres en las piernas e incluso vómitos. Asegúrese de agregar sal a todas sus comidas. La sal marina es la mejor ya que contiene oligoelementos.

Deshidratación

Esto es más común para las personas que están empezando la dieta cetogénica, ya que la cetosis expulsa el agua de su cuerpo. Para prevenir la deshidratación, hay que intentar beber unos dos litros y medio de agua cada día. Esto debería comenzar tan pronto como empiece esta dieta. No es necesario esperar hasta que note los efectos negativos.

Piedras en el riñón y sus daños

Si no te ocupas de tu deshidratación, puede llevarte a una lesión renal aguda. Esta no es la única forma en que podría dañar tus riñones mientras haces una dieta cetogénica. El exceso de proteína puede crear altos niveles de nitrógeno que aumentarán la presión en los riñones. Pueden causar cálculos renales y dañar las células del riñón.

Pérdida muscular

Cuanto más tiempo permanezca en la cetosis, más grasa va a quemar. Podrías terminar perdiendo tejido muscular también. Mientras que la proteína construye músculo y es una fuente de energía, los músculos necesitan carbohidratos para su formación y mantenimiento. Sin los carbohidratos, el cuerpo puede descomponer los músculos sin querer.

Problemas cardíacos

La pérdida de músculo cardíaco no es el único riesgo relacionado con el corazón que puede ocurrir mientras se está en la dieta cetogénica. Si ya toma medicamentos para la presión arterial alta y está probando la dieta cetogénica, podría terminar con resultados de presión arterial muy baja. Si tiene un problema cardíaco, hable con su médico antes de comenzar esta dieta.

Cetosis

Ya has visto la palabra cetosis varias veces. Veámosla y aprendamos lo que es. La cetosis es un estado natural en el que el cuerpo entra cuando es alimentado por la grasa. Esto ocurre cuando una persona ayuna o cuando sigue una estricta dieta baja en carbohidratos.

Hay muchos beneficios por dejar que tu cuerpo entre en cetosis, como el rendimiento, la salud y la pérdida de peso. Como se ha dicho antes, puede venir con efectos secundarios. Con las personas que tienen diabetes tipo 1 y otras enfermedades, la cetosis excesiva puede ser peligrosa.

Cuando el cuerpo entre en cetosis, producirá cetonas. Estas son pequeñas moléculas de combustible que el cuerpo utiliza como fuente de combustible cuando la glucosa es escasa. El hígado comenzará a convertir la grasa en cetonas que se liberan en el torrente sanguíneo. El cuerpo entonces las utiliza igual que la glucosa. El cerebro también puede ser alimentado por las cetonas.

Entrando en la cetosis

Hay dos formas en que tu cuerpo puede llegar a la cetosis: una dieta cetogénica o el ayuno. En cualquiera de estas circunstancias, cuando el cuerpo tiene una cantidad limitada de glucosa y ésta se agota, el cuerpo cambia su fuente de combustible a la grasa. La hormona, la insulina, que almacena grasa, se reducirá y la quema de grasa del cuerpo aumentará. Esto significa que el cuerpo tiene acceso a sus reservas de grasa y puede deshacerse de ellas.

Se considera que estás en cetosis cuando tu cuerpo ha producido suficientes cetonas para hacer un nivel significativo en la sangre, generalmente más de 0.5mM. La forma más rápida de que esto suceda es el ayuno. Esto no es algo que necesites hacer para siempre.

Por eso la gente recurre a la dieta cetogénica, ya que puede ser consumida por un tiempo indefinido.

Combustible para el cerebro

Mucha gente cree que necesitas carbohidratos para alimentar tu cerebro. El cerebro quemará carbohidratos si los consumes, pero cuando los carbohidratos no están disponibles, quemará cetonas.

Esto es necesario para la supervivencia humana básica. Dado que nuestros cuerpos sólo pueden almacenar carbohidratos durante un día o dos, el cerebro se apagará después de unos días sin comida. Alternativamente, necesitaría convertir rápidamente la proteína muscular en glucosa sólo para seguir trabajando. Esto no es eficiente. Esto significa que nos gastaríamos rápidamente. Si así es como el cuerpo funciona realmente, entonces la raza humana no habría sobrevivido antes de que la comida estuviera disponible 24/7.

El cuerpo humano ha evolucionado para poder trabajar de forma más inteligente. Normalmente, el cuerpo tendrá depósitos de grasa que durarán lo suficiente para que una persona pueda sobrevivir durante unas semanas sin comer nada. La cetosis es el proceso que sucede para asegurar que el cerebro pueda funcionar con esos depósitos de grasa.

La cetoacidosis y la cetosis

Hay muchos conceptos erróneos que rodean a la cetosis. La principal es confundirla con la cetoacidosis, que es una condición peligrosa pero rara que suele ocurrir a las personas que tienen diabetes de tipo 1. Hay veces en que los profesionales de la salud mezclan estas dos cosas. Posiblemente se deba a que los nombres son muy similares y no hay mucho conocimiento entre las dos diferencias.

La cetosis es un estado natural del cuerpo y el cuerpo puede controlarlo completamente por sí mismo. La cetoacidosis es un mal funcionamiento del cuerpo donde crea una cantidad excesiva y no regulada de cetonas. Esto puede causar síntomas como náuseas, dolor de estómago y vómitos, que luego son seguidos por confusión y posiblemente coma. Esto requiere un tratamiento médico urgente y puede terminar siendo fatal.

La cetoacidosis se produce cuando las cetonas alcanzan niveles de 10 milimolares o más. Las personas que siguen una dieta de cetonas normalmente quieren alcanzar un nivel de tres milimolares o menos. Hay muchas personas que luchan por alcanzar el 0,5. La inanición a largo plazo, que significa que has estado sin comida por una semana o más, podría llevar el número a seis o siete. La cetoacidosis puede ocurrir en el nivel 10 pero comúnmente ocurre alrededor de 15 o más.

La diferencia entre estos dos es como beber un vaso de agua cuando se compara con el ahogamiento en el océano. Ambos tratan con agua, pero no están ni cerca de lo mismo.

Si tienes un páncreas funcional que produce insulina, significa que no tienes diabetes de tipo 1. Será muy difícil para ti llegar a la cetoacidosis, incluso si lo intentas. La razón de esto es que su cuerpo libera insulina cuando produce demasiadas cetonas. Esto detendrá la producción de cetonas.

Alcanzar la cetosis óptima

Este es el punto que todos los que hacen una dieta cetogénica quieren alcanzar. Una vez que se alcanza la cetosis óptima, el cuerpo comienza a quemar grasa a la mejor velocidad. Para alcanzar este nivel óptimo de cetosis, debes seguir una dieta baja en carbohidratos y alta en grasas como se ha indicado anteriormente. Tienes que mantener tus macros en el rango óptimo. No hay ningún truco especial para ayudarte a hacer esto, pero hay algunas cosas que puedes hacer.

Aquí están los diferentes niveles de cetonas que podrías tener:

- Por debajo de 0,5 significa que no has alcanzado la cetosis.

- Entre 0,5 y 1,5 es un nivel ligero de cetosis nutricional. Perderá algo de peso, pero no está en un nivel óptimo.

- Alrededor de los niveles de 1,5 a 3 se considera el nivel óptimo de cetosis y es el mejor para la máxima pérdida de peso.

- Los niveles superiores a 3 no son necesarios. Los niveles altos no te ayudarán de una forma u otra. En realidad, podría terminar dañándote ya que podría significar que no estás comiendo suficiente comida.

Muchas personas creen que han estado siguiendo una estricta dieta cetogénica pero se sorprenden cuando se miden sus niveles de cetonas en la sangre. Cuando se miden, están alrededor de 0,2 o 0,5, lo que no está ni cerca de ese punto dulce.

El truco para pasar esta meseta es que tienes que obviar las fuentes de carbohidratos, pero asegurándote de no comer demasiadas proteínas. Tu ingesta de proteínas no debería ser mayor que tu ingesta de grasas. Sí, dijimos que las proteínas no afectarán a sus niveles de glucosa como los carbohidratos, pero si come demasiadas, especialmente cuando come más proteínas que grasas, esto afectará a su glucosa. Esto va a comprometer su cetosis óptima.

El secreto para solucionar este problema es comer más grasa. Puedes hacerlo fácilmente añadiendo una gran cantidad de mantequilla de hierbas a tu filete. Esto podría ayudarte a no comer tanto o a tener segundos.

Beber una taza de café a prueba de balas también podría ayudar a evitar que tengas hambre y que comas demasiadas proteínas. Esto es simple; sólo añade una cucharada de mantequilla o aceite de coco a tu café cada mañana.

Consumir más grasa te hará sentir más lleno. Esto asegura que no comas demasiadas proteínas y carbohidratos. Esto le ayudará a alcanzar una cetosis óptima.

Medición de la cetosis

Hay varias maneras de averiguar si has alcanzado la cetosis. La primera forma es medir las cetonas en la sangre. Esto significa que tendrás que comprar un medidor y tendrás que pincharte el dedo como si estuvieras midiendo el azúcar en la sangre.

Hay varios artilugios de precio razonable por ahí y sólo lleva unos segundos averiguar cuál es su nivel de cetonas en la sangre. Mucha gente no quiere llegar a este extremo para averiguar cuál es su nivel de cetonas, pero es el más efectivo y preciso.

Tienes que medir las cetonas de la sangre a primera hora de la mañana en un ayuno estomacal. Puedes seguir los niveles que se listaron anteriormente para saber si estás en cetosis.

Estos medidores medirán la cantidad de BHB que hay en tu sangre. Esta es la principal cetona que estará presente en la sangre cuando estés en cetosis. La principal desventaja de este método es el hecho de que tienes que extraer sangre.

Estos kits de prueba suelen costar alrededor de 30 a 40 dólares y pueden costar alrededor de 5 dólares por cada prueba. Por eso, la gente que decide hacerse una prueba de este tipo sólo hará una prueba cada una o dos semanas.

Muy bien, así que has decidido no ir por la ruta cara y comprar un medidor de cetonas. Hay otras nueve opciones para averiguar si estás o no en cetosis.

El mal aliento

Esto no suena muy agradable pero la gente a menudo dirá que tiene mal aliento cuando ha llegado a la cetosis. Este es un efecto secundario muy común y normal. La gente dice que su aliento huele más afrutado.

La razón de esto es el elevado nivel de cetonas. El principal culpable es la acetona cetónica que el cuerpo excreta a través del aliento y la orina. Aunque no te guste la idea de tener mal aliento, es una gran manera de saber si estás en cetosis. Muchas personas se cepillan los dientes a menudo o mastican chicle sin azúcar.

Pérdida de peso

Esta es la forma más obvia de saber si estás en cetosis. Cuando comiences la dieta de cetosis, verás una rápida caída de peso, pero normalmente es el peso del agua. Cuando experimentes otra caída de peso, esto será como si tus reservas de grasa se quemaran. Esta es otra forma de saber que estás en cetosis.

Cetonas en la orina y el aliento

Si no te gusta la idea de pincharte el dedo, puedes medir las cetonas de la sangre con un analizador de aliento. Este monitoriza la acetona, que es una de las tres cetonas que estarán en tu sangre cuando llegues a la cetosis.

Esto le permite saber cuándo sus niveles de cetona han alcanzado la cetosis, ya que la acetona sólo abandona el cuerpo cuando ha alcanzado la cetosis nutricional. Estos analizadores de aliento son bastante precisos, pero no tanto como el monitor de sangre.

Otra forma de comprobar la cetosis es comprobar la presencia de cetonas en la orina cada día usando tiras indicadoras especiales. Este es un método rápido y barato que puede utilizar para evaluar los niveles de cetonas de cada día. Sin embargo, estos métodos no son muy fiables.

Supresión del apetito

Muchas personas informan que su hambre disminuye cuando siguen una dieta cetogénica. Las razones detrás de esto todavía están siendo estudiadas. Se cree que la reducción del hambre se debe al aumento del consumo de proteínas y verduras, así como a un cambio en las hormonas del hambre. Las cetonas también podrían afectar la forma en que tu cerebro reacciona ante el hambre.

Mejor energía y enfoque

Algunas personas han reportado sentirse cansadas, enfermas o tener neblina cerebral cuando se les hace una dieta cetogénica. Esto se llama la gripe cetogénica. Las personas que siguen esta dieta por mucho tiempo reportan mejor energía y mayor concentración. Su cuerpo necesita tiempo para adaptarse a esta nueva dieta. Cuando hayas alcanzado la cetosis, tu cerebro comenzará a quemar cetonas para obtener energía. Esto podría tomar una semana más o menos para que comience a suceder.

Fatiga a corto plazo

Cuando tu cuerpo comienza a hacer el primer cambio en la dieta cetogénica, podría causar fatiga y debilidad. Esto puede hacer que sea difícil para algunas personas seguir con la dieta. Es un efecto secundario normal, pero te hace saber que estás entrando en cetosis.

Esta sensación inicial de mierda podría durar de una semana a un mes antes de llegar a la cetosis completa. Para reducir esta sensación, podrías tomar suplementos de electrolitos.

Disminución del rendimiento a corto plazo

Al igual que con el anterior, la fatiga podría causar una disminución en el rendimiento del ejercicio. Esto es causado por la reducción de las reservas de glucógeno en sus músculos; esto es lo que le da el combustible que necesita para realizar sus ejercicios de alta intensidad. Después de una semana más o menos, tus niveles de rendimiento deberían volver a la normalidad.

Problemas digestivos

Con todos los cambios importantes en su dieta, es más que probable que experimente algo de estreñimiento o diarrea al principio. Esta es otra señal de que estás llegando a la cetosis. Después de este período de transición, estos problemas deberían desaparecer.

Insomnio

Uno de los mayores problemas que sufren muchas personas que están a dieta es el insomnio, especialmente cuando empiezan esta dieta. Cuando se reducen drásticamente los niveles de carbohidratos, puede causar problemas de sueño. Sin embargo, esto también pasará.

Hay muchos signos y síntomas diferentes que le permiten saber cuándo está llegando a la cetosis y si está haciendo esta dieta correctamente. En última instancia, si sigue las reglas de esta dieta y se mantiene constante, su cuerpo estará en alguna forma de cetosis.

Si quieres saber con absoluta certeza si estás o no en cetosis, la única manera de saberlo es con un monitor de cetonas en sangre.

Qué comer

Tienes toda la información acerca de lo que es una dieta cetogénica, ahora veamos lo que puedes y no puedes comer mientras haces una dieta cetogénica.

- **Carnes** - todas las carnes no procesadas son bajas en carbohidratos y excelentes para la dieta cetogénica. Las mejores son las carnes alimentadas con pasto y las carnes orgánicas. Tienes que recordar que se supone que debes comer alto en grasas y no en proteínas, así que no te pases. Cuidado con las carnes procesadas como salchichas, albóndigas y fiambres. Estas en algún momento tendrán carbohidratos añadidos.

- Mariscos **y pescados** - son todas grandes opciones, especialmente el salmón, que es alto en grasa.

- **Huevos**... estos son geniales porque puedes arreglarlos de todas las maneras.

- **Salsas con alto contenido de grasa:** mucha de la grasa que comes debe provenir de fuentes naturales como huevos, pescado y carne. También puedes usar grasas para cocinar, como el aceite de coco y la mantequilla.

- Vegetales **sobre la tierra** - recoge vegetales que crecen sobre la tierra como vegetales de hoja verde. Las mejores son:

- o Calabacín

- o Coliflor

- o Aguacate

- o Brócoli

- o Repollo

- o Judías verdes

- o Espinacas

- o Espárragos

- o Coles de Bruselas

- o Kale

- Lácteos con **alto contenido de grasa** - cuanto más grasa, mejor. La mantequilla es lo mejor y los quesos altos en grasa son buenos. Los yogures altos en grasa deben ser consumidos con moderación. La leche normal tiene demasiada azúcar, así que evítela.

- **Nueces** - puedes comerlas con moderación. Las mejores son la macadamia, Brasil, y las nueces.

- Las **bayas** - también son buenas para comer con moderación. Estas incluyen moras, frambuesas, fresas y arándanos.

- **Agua...** tienes que beberla.

- **Café** - asegúrate de no añadir nada excepto aceite de coco o mantequilla.

- **Té...** cualquier té que te guste beber, pero no le añadas azúcar.

- **Caldo de hueso** - esto es útil para añadir nutrientes y electrolitos a la dieta.

- **Alcohol:** si tienes que beber alcohol, prueba con vino seco, vodka, brandy, whisky y cualquier cosa que no tenga azúcar añadido.

- **Chocolate negro** - trata de encontrar un chocolate que tenga una cantidad de cacao de más del 70 por ciento. El 85 por ciento es la cantidad ideal para consumir.

Alimentos por evitar

- **Azúcar** - este es el mayor no-no. Tienes que dejar de beber agua vitaminada, bebidas deportivas, refrescos y zumos de fruta. También:

  o Golosinas congeladas

  o Cereales de desayuno

  o Barras de chocolate

  o Donas

- Pasteles

- Cookies

- Dulces

- Caramelos

- **Almidón**:

  - Hojuelas de avena

  - Muesli

  - Papas fritas

  - Patatas fritas

  - Patatas

  - Las patatas dulces

  - Arroz

  - Pan

  - Pasta

  - Lentejas

  - Frijoles

- **Cerveza** - esto no es más que pan líquido

- **Fruta**

- **Margarina** - debes usar mantequilla de verdad y no la falsa.

- Envases de **alimentos bajos en carbohidratos** - aprende a leer la etiqueta antes de comprarlos. Incluso los productos Atkins no son bajos en carbohidratos.

Una dieta a base de plantas

Puede que hayas leído el libro de Jonathan Safran Foer's *Eating Animals* o Rip Esselstyn's *The Engine 2 Diet* y hayas decidido reducir el riesgo de desarrollar enfermedades relacionadas con el estilo de vida y mantenerte alejado de las granjas industriales. Puede que hayas visto el reciente estudio de la ONU que afirma que comer menos carne es mejor en el planeta. Sea cual sea el cambio de opinión, no hay duda de que comer menos carne y embarcarse en una dieta basada en plantas es algo bueno que puede hacer por el medio ambiente y su salud.

También está de moda, gracias a Michael Pollan, el profesor de la UC Berkeley y escritor gastronómico famoso por El *dilema de Omnivore* y *En defensa de la comida*. Su sencillo lema redefine el significado de comer de forma inteligente hoy en día. Dice: "Comer alimentos. No demasiada. Sobre todo, plantas". Enfatiza lo importante que es saber dónde se crió tu comida, comiendo orgánica y local. Compra temporadas en el mercado local de granjeros y mantente alejado de un gran número de alimentos procesados en el mercado que son muy altos en aditivos. Nunca comas nada que tenga ingredientes que no puedas pronunciar o reconocer. Esto puede sonar gracioso, pero cuando se habla de productos químicos alimentarios, grasas trans y alimentos que han sido modificados genéticamente, puede prevenir problemas de salud a largo plazo.

Ha habido otros que han contribuido a este paradigma: desde la película nominada al Oscar *Food Inc.*, DYI granjeros urbanos como Novella Carpenter, y la conocida chef Alice Waters. Cuando se piensa en los costos ambientales y de transporte, esta forma de comer te dice que apoyes a tus granjeros locales, que limites el consumo de carne ya sea silvestre o alimentada con pasto y que comas alimentos enteros.

Empezando

Intenta cambiar hasta tres días de comidas a vegetariano. La campaña del *lunes sin carne* está ganando fama ya que chefs famosos como Mario Batali se han unido a ella. Puedes ir a meatlessmonday.com para encontrar una comunidad online, recetas y recursos. Todo lo que tienes que hacer es empezar a reducir tu consumo de carne el lunes. Para obtener más información, lee el artículo de Mark Bittman en el *New York Times* titulado "Considering the Meat-Guzzler". Te dice que reducir tu consumo de carne es igual a cambiar un enorme SUV por un Prius.

Alternativas de carne saludable

El seitán o el gluten de trigo, el tofu, los frijoles edamame y el tempeh añadirán fibra, proteínas saludables y textura a las comidas. Necesitas encontrar productos de soja orgánica, ya que la mayoría de los granos de soja están creados para ser usados en la alimentación de las vacas.

No compre nuggets de soja congelados, en su lugar busque productos de soja fermentada. Busca el tempeh y el tofu, estos tomarán cualquier sabor que decidas darles. Tradicionalmente se come en Indonesia, estos son tan versátiles que puedes marinarlos como el pescado y permitir que absorba los sabores del jengibre, el tamari y el aceite de sésamo y luego saltearlos. Debido a su textura, es un maravilloso sustituto de la carne.

Si te gusta la sopa, añade pasta de miso. Tiene cultivos vivos que son beneficiosos para su salud digestiva. Es un gran sustituto de la sopa de pollo. Hace un maravilloso desayuno durante el invierno como parte de la dieta macrobiótica.

Las tiras de tempeh ahumado Lightlife son un gran sustituto del pollo. Tres tiras son sólo 100 calorías y le proporcionan ocho gramos de proteína. Saben muy bien en sándwiches o ensaladas.

Legumbres

Estas son altas en proteínas, carbohidratos y fibra. Las legumbres son excelentes para la energía, mantener el peso, equilibrar el azúcar en la sangre y la saciedad.

El humus es genial para untar en tostadas o en capas con tomates, brotes y pepinos. Encuentra sabores como la menta o el cilantro en el mercado local en lugar de la variedad enlatada producida en masa en tu tienda de comestibles. Incluso puedes hacer el tuyo propio con edamame fresco, nueces, pimientos rojos al vapor y hierbas.

Las lentejas son fáciles de cocinar. Son muy altas en proteínas y hierro. Muchas tiendas de comestibles venden variedades listas para comer que van muy bien sobre un lecho de verduras con tomates cherry, aguacate, vinagre balsámico y aceite de oliva.

Mezclarlo

Los batidos son una gran alternativa a un desayuno pesado cuya estrella principal son los huevos. Son muy altos en proteínas, antioxidantes, fibra y grasas saludables, todo en una sola comida.

También son fáciles de hacer. Todo lo que tienes que hacer es mezclar una taza de fruta congelada de tu elección, añadir jugo de manzana y leche de almendra, un puñado de espinacas o col rizada, una cucharada de proteína de cáñamo, mantequilla de almendra, y mezclar para obtener un sabroso batido verde. Para añadir dulzura, añada una cucharadita de jarabe de arce o néctar de agave o pruebe algunos dátiles secos.

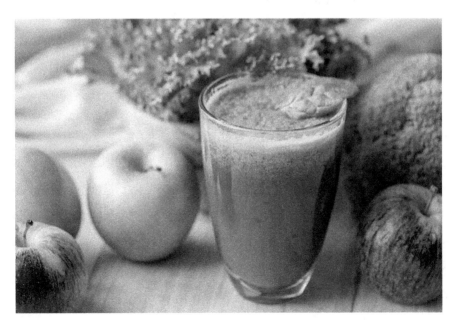

Comprender las fuentes y las etiquetas de la carne

Las operaciones de alimentación animal concentradas o CAFO son los peores contaminantes. Producen escorrentías y emisiones de metano que contaminan grandes masas de agua. Sus animales también son criados en condiciones inhumanas. También les inyectan grandes cantidades de antibióticos y hormonas.

Busca el campo libre, orgánico, huevos, carne y pollo cuando los compres. Encuentre también los criados humanitariamente. Apoya a los restaurantes que usan estos productos cuando puedas.

La próxima vez que necesites comprar huevos, busca a Glaum. Sus huevos no tienen jaula, son alimentados por vegetarianos y criados humanamente.

Si necesitas pasar por un restaurante de comida rápida para un bocado rápido, consigue un burrito de Chipotle. Se enorgullecen de tener carne sin hormonas y sin cocer.

Peces

El pescado es saludable debido a su alto contenido de ácidos grasos omega 3. La oferta de salmón y atún no va a mantener la demanda si la gente empieza a comer mucho. No se recomienda el pescado de granja. El atún puede tener un alto contenido de mercurio y sólo debe ser consumido unas dos veces al mes. Pregunte de dónde viene el pescado y trate de encontrar variedades salvajes si es posible. Ve a los restaurantes que te muestren de dónde viene el pescado.

Añade un puñado de nueces y semillas diariamente para obtener una buena dosis de grasas saludables como las semillas de lino y cáñamo. Los aguacates, la mantequilla de nueces, los anacardos, las almendras y las nueces también son buenas opciones.

Tienes que probar el lenguado y la tilapia, también. Muchas tiendas de comestibles como Whole Foods Market y Fresh Market le dirán de dónde vienen si pregunta.

Cuando comas, escoge algo que esté en la parte baja de la cadena alimenticia. Pruebe las sardinas y las anchoas, éstas tienen una tasa de reproducción rápida, no tienen mucho mercurio, son una buena fuente de ácidos grasos omega 3, añaden sabor a la pasta, al arroz o a las ensaladas.

Si puedes encontrar salmón salvaje, esto debería formar parte de tu menú. Es delicioso y alto en ácidos grasos omega 3. Manténgase alejado de cualquier salmón que sea criado en granjas.

El sushi tiene que ser sólo una delicia y encontrar lugares con menús sostenibles.

Manténgase alejado de los camarones, ya que es un alimentador de fondo con alto contenido de contaminantes. La recolección de camarones tiene un costo para la vida oceánica.

¿Por qué deberías dejar la carne?

Decidir hacer una dieta basada en plantas no significa que tengas que renunciar totalmente a la carne. La mayoría de las dietas permiten comer cantidades modestas de carne magra y pescado. Elegir una dieta con abundancia de verduras y frutas podría ayudar a prevenir enfermedades crónicas y a mantenerte en forma durante muchos años.

Diabetes

Hay alrededor de 387 millones de personas que viven con diabetes. Se espera que ese número aumente a casi 600 millones para el año 2035. La diabetes de tipo 2 es totalmente prevenible y las investigaciones muestran que una dieta basada en plantas puede ayudar a deshacerse de esta enfermedad.

La presión arterial alta

Se han hecho muchas investigaciones sobre una dieta rica en vegetales y frutas que puede reducir la presión arterial. Alrededor de uno de cada tres adultos en Estados Unidos sufre de presión arterial alta. Esto significa que tienen un gran riesgo de sufrir un derrame cerebral y enfermedades cardíacas. Estas son las principales causas de muerte en América.

Salud del corazón

Los investigadores de Harvard rastrearon los hábitos de alrededor de 110.000 personas durante 14 años. Descubrieron que las personas que comían más verduras y frutas disminuían sus posibilidades de desarrollar enfermedades cardíacas. Especialmente las personas que consumían más de ocho porciones de verduras y frutas al día tenían menos posibilidades de sufrir un ataque al corazón o un derrame cerebral en comparación con las personas que comían menos de una y media porciones al día.

Pérdida de peso

Se han hecho muchas investigaciones que demuestran que los vegetarianos consumen menos calorías y a su vez pesan menos. También tienen un menor índice de masa corporal. Cuando hablamos de una dieta basada en plantas, no significa que tengas que hacerte completamente vegetariano; en cambio, eliges comer más verduras, frutas y granos enteros en lugar de carne, lo que te ayudará a sentirte más lleno y también a comer menos calorías.

Consumo de fibra

Te mantienes más regular cuando comes más fibra. La fibra ayuda a prevenir el estreñimiento y la digestión. También podría reducir los niveles de azúcar en la sangre y el colesterol. Hacer una dieta a base de plantas significa que debes comer muchas más verduras y frutas que estén llenas de fibra. Una sola taza de guisantes verdes o frambuesas le proporciona ocho gramos de fibra.

Visión

La vitamina A de las zanahorias ayuda a la visión nocturna. Tus ojos también te agradecerán que comas más maíz, calabaza, espinacas, col rizada, uvas y kiwi. La zeaxantina y la luteína de estos alimentos pueden ayudar a prevenir la degeneración macular y las cataratas.

Cuidado de la piel

Comer menos productos animales significa que no estás consumiendo todas sus grasas saturadas. A este tipo de grasas les encanta obstruir los poros. Muchos fitoquímicos, pigmentos y vitaminas en las verduras y frutas ayudan a que tu piel sea más saludable. El licopeno de los tomates ayuda a evitar el daño solar en la piel. La vitamina C de los boniatos puede suavizar las arrugas produciendo más colágeno.

Vegetariano versus dieta a base de plantas

Vegetariano, flexibilista, reduccionista... hay una dieta para todos los habitantes del planeta. Por eso es importante asegurarse de que entendemos todo lo que hay sobre ellos.

La dieta a base de plantas está ganando en popularidad entre los millenials, celebridades y nutricionistas. Esta es una gran dieta para las personas que buscan una vida más saludable. A muchos milenios les gusta porque reduce su huella de carbono.

Si has escuchado a la gente hablar de una dieta a base de plantas, podrías haber pensado que era sólo vegetarianismo que se hablaba de otra manera, pero esto está mal. Extremadamente equivocado. Averigüemos por qué.

Los vegetarianos no comen ningún producto animal. El veganismo es un estilo de vida que excluye toda forma de explotación y crueldad hacia los animales para la ropa, la comida o cualquier otra cosa. Esto significa que los veganos no comprarán ningún producto que haya sido hecho de animales de ninguna manera. No significa que estén comiendo muchas comidas a base de plantas. Los veganos pueden ir por la vida comiendo alimentos procesados y no comiendo sus verduras como la gente normal de todos los días. Piensa en galletas, caramelos de goma y patatas fritas.

La dieta a base de plantas de alimentos enteros enfatiza el consumo de vegetales, frutas y el consumo de muchos granos enteros. Es necesario que te mantengas alejado de comer alimentos procesados y productos animales. Esto significa que los postres vegetarianos hechos de harina blanqueada y azúcares refinados no están permitidos. No les restringirá la compra de cualquier cosa hecha de cuero.

No hay definiciones o directrices estrictas de lo que constituye una dieta basada en alimentos integrales de origen vegetal, aparte de centrarse en el consumo de productos frescos y no de alimentos procesados. Algunas personas eligen no comer ningún producto animal, mientras que otras personas comen algunos. No es muy estricto y es flexible para el individuo.

No estamos diciendo que un vegano no pueda hacer una dieta integral, basada en plantas o al revés, pero no son intercambiables. Tienes que recordar esto.

Dieta cetogénica vegetariana

Mucha gente considera la dieta vegetariana como la más saludable. Se han hecho muchos estudios que han encontrado que una dieta vegetariana es capaz de reducir la posibilidad de contraer enfermedades como la diabetes y las enfermedades cardíacas. También puede mejorar la salud de una persona más que las dietas que no son vegetarianas. Dicho esto, no significa que sea perfecto para todos.

Se ha descubierto que la dieta cetogénica es más efectiva para la pérdida de peso que la dieta vegetariana. También puede mejorar los niveles de azúcar y triglicéridos en la sangre y reduce la posibilidad de contraer enfermedades como ciertos cánceres, el síndrome de ovario poliquístico o SOPQ, la enfermedad de Alzheimer, la epilepsia, la obesidad y la diabetes de tipo 2.

La dieta cetogénica tiene algunas preocupaciones de salud y ambientales. El principal problema ambiental es con las dietas que requieren que sus participantes coman carne proviene de donde la gente obtiene sus productos animales. Los productos lácteos y la carne que provienen de animales criados en granjas controladas o convencionalmente tienden a ser menos nutritivos y también contribuyen al abuso del medio ambiente y los animales locales. También contribuye al cambio climático. Si comes carne procesada como salami, salchichas, perros calientes, jamón y tocino, podrías estar aumentando el riesgo de desarrollar ciertos cánceres, diabetes tipo 2 y enfermedades cardíacas.

Esto significa que ninguna de estas dietas es perfecta para todos. Espera, puedes tomar prestados los principios de ambas dietas y formular un plan más saludable para el medio ambiente, los animales y los humanos. Básicamente, obtendremos los beneficios de las dietas cetogénica y vegetariana en una sola dieta: la dieta cetogénica vegetariana.

La definición más fácil de esta dieta es la que está libre de aves, pescado y carne que también restringe los carbohidratos. Cuando comemos de esta manera, todos cosechamos los beneficios mientras que también mejoramos nuestra salud, disminuimos el abuso animal, y reducimos nuestras huellas de carbono.

Los lácteos y los huevos son los principales productos animales que se pueden comer en una dieta cetogénica vegetariana. Son densos en nutrientes y su producción no tiene un impacto tan grande en el medio ambiente como el cerdo, el pavo, las aves, el salmón de granja, la carne de vacuno y el cordero. Puedes hacer que los efectos sean más positivos, pero obteniendo los lácteos y los huevos de los pastos criados, las vacas locales y los pollos. Cuando apoyamos estas prácticas sostenibles y saludables, también estará haciendo una inversión en productos saludables y humanos.

Averigüemos cómo se puede implementar una dieta cetogénica vegetariana que también tenga lácteos y huevos. No se permitirá ningún otro producto cárnico en esta dieta. Si quieres deshacerte totalmente de todos los productos animales, la elección depende de ti.

Preocupaciones de salud

La mayoría de la gente no come carne porque se preocupa por el bienestar del medio ambiente y de los animales; otros eligen este estilo de vida porque piensan que es más saludable. La mayoría de las dietas vegetarianas tienen un alto contenido de vegetales con almidón, legumbres y ganancias, y no son buenas para los diabéticos o las personas que buscan controlar su azúcar en la sangre. Mucha gente dice que siempre tienen hambre cuando hacen una dieta vegetariana baja en grasas y alta en carbohidratos.

La idea de una dieta cetogénica vegetariana podría atraer a la gente que quiere mantenerse alejada de la carne pero que obtiene todos los beneficios de una dieta cetogénica.

Debe darse cuenta de que puede llegar a tener una deficiencia de ciertos nutrientes, minerales y vitaminas, incluyendo algunas grasas y proteínas esenciales.

El riesgo de deficiencias depende del tipo de dieta vegetariana que se siga y de lo que se coma. Si su dieta es más restringida, es más probable que desarrolle deficiencias.

Como con cualquier dieta, debe hablar con su proveedor de atención médica antes de comenzar esta dieta. Puede que no sea buena para usted debido a algunos problemas de salud extenuantes.

Esta dieta es una dieta alta en grasas, pero hay que ser muy inteligente en cuanto a los tipos de grasa que se consumen. Comer muchos alimentos grasos como carnes falsas procesadas puede llevarte a tus metas de consumo de grasa, pero también puede ser improductivo para las propiedades saludables de la dieta cetogénica. Necesitas estar seguro de que estás eligiendo sólo comer grasas saludables.

Aunque seguir una dieta a base de plantas conlleva muchos beneficios para la salud, una dieta mal planificada puede aumentar el riesgo de problemas de salud. Para sacar el máximo provecho de esta dieta, incluye muchos alimentos densos en nutrientes y muchas fuentes de proteínas vegetales.

Tipos de Vegetarianos

A continuación, se presentan las diferentes categorías de vegetarianos. Están listadas desde las más liberales a las más estrictas:

- **Pescatarianos**: Estas personas comerán huevos, productos lácteos y mariscos. No comerán carnes rojas ni aves de corral. Este tipo de alimentación se llama semi-vegetariana y no presenta ningún riesgo de deficiencia de nutrientes.

- **Vegetarianos lacto-ovo**: Estas personas comerán huevos y productos lácteos. No comerán carne, aves o mariscos. Este tipo de vegetarianismo es el más común en Europa, los Estados Unidos y muchos otros países.

- **Lactovegetarianos**: Estas personas comerán productos lácteos. No comerán carne, aves, mariscos o huevos. La gente que vive en la India que sigue una dieta vegetariana sigue esta forma de comer.

- **Veganos**: Estas personas no comerán carne, aves, mariscos, huevos, productos lácteos y cualquier otro producto animal, incluyendo la miel.

¿Qué dieta vegetariana funciona con la dieta cetogénica?

La dieta cetogénica puede incorporarse a muchos de los estilos de vida vegetarianos. Las formas liberales de vegetarianismo permiten comer una mayor variedad de alimentos que mejoran la hora de comer.

Si lo miras de una manera, el veganismo y la dieta cetogénica no funcionan bien juntos. Siendo humanos, necesitamos proteínas que contengan los nueve aminoácidos esenciales. Estos nutrientes esenciales no son producidos por nuestros cuerpos y tienen que ser obtenidos a través de los alimentos.

Mientras que la proteína de los animales nos da todos los aminoácidos esenciales en las cantidades correctas, sólo algunos de ellos provienen de las plantas.

Dado que los diferentes tipos de aminoácidos provienen de diferentes alimentos vegetales, los veganos tienen que depender de varias semillas, legumbres y granos para obtener los aminoácidos esenciales que sus cuerpos necesitan. La mayoría de estos alimentos contienen demasiados carbohidratos para formar parte de la dieta cetogénica. Las personas que quieren alejarse de los productos animales pueden hacer una dieta más baja en carbohidratos, una dieta no cetogénica-vegetariana como la dieta "Eco-Atkins".

Esta dieta es una dieta baja en carbohidratos que es exclusivamente a base de plantas. Aunque contiene menos carbohidratos que las dietas vegetarianas normales, no se considera una dieta cetogénica ya que los participantes consumen más de 60 gramos de carbohidratos cada día y consumen granos.

Evitar las deficiencias de nutrientes

Muchos vegetarianos dependen de las legumbres y los granos para obtener sus micronutrientes cada día. Cuando no comes estos alimentos, tienes que asegurarte de que estás comiendo las cantidades correctas de magnesio, potasio, zinc, vitamina D, vitamina B12, calcio, hierro y ácidos grasos omega 3.

Si sigues el plan de cuatro pasos, comes muchas verduras bajas en carbohidratos y fuentes de proteína de buena calidad, deberías ser capaz de manejar tus micronutrientes con una dieta vegetariana cetogénica. Si quieres asegurarte de que estás recibiendo las cantidades correctas, come una amplia gama de los siguientes alimentos diariamente para asegurarte de que estás dando a tu cuerpo los micronutrientes que necesita.

- Frutas

    o Aceitunas

    o Aguacates

- Lácteos

    o Queso

    o Yogur griego puro

- Verduras

    o Acelga suiza

    o Espinacas

    o Setas

    o Kale

    o Coles de Bruselas

    o Alcachofas

o   Brócoli

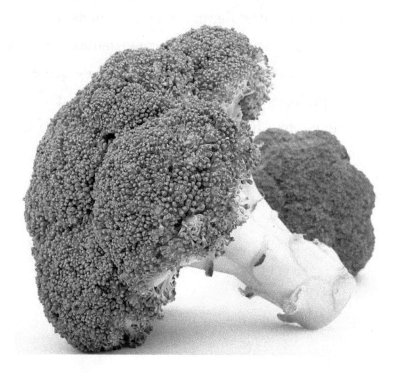

- Semillas y frutos secos

    o   Cacao sin azúcar

    o   85 por ciento o más de chocolate negro

    o   Nueces

    o   Las semillas de calabaza

    o   Semillas de cáñamo

    o   Semillas de lino

    o   Semillas de Chia

o Almendras

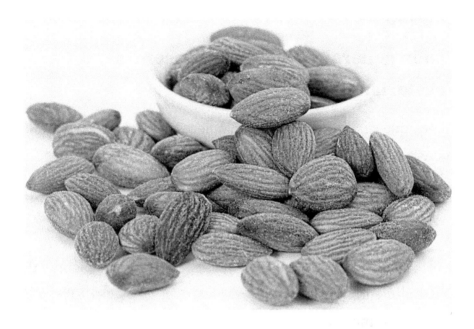

Desglosémoslo en qué alimentos tienen los nutrientes que su cuerpo necesita en ellos:

Para el Hierro: Coma más pimientos, brócoli y verduras de hoja. Estos realmente ayudan al cuerpo a absorber más hierro de lo que comes.

Para el Zinc y el Hierro: Intenta comer más anacardos, semillas de calabaza, espirulina y espinacas.

Para el calcio y la B12: Comer queso como feta y huevos ayudará con esto.

Si sigues estos pasos, pero aún te sientes mal, tal vez quieras prestar atención a los nutrientes de los que podrías tener carencias. Si sientes la comida y comes muchos alimentos diferentes, no necesitas preocuparte por ciertos micronutrientes.

Visión general de la Dieta Cetogénica Vegetariana

Tienes que seguir estas reglas si quieres hacer esta dieta de la manera correcta:

- Obtener el 70 por ciento de las calorías totales de la grasa.

- Tome suplementos que tal vez no esté recibiendo de alimentos como el zinc, el hierro, el DHA y el EPA, y la vitamina D3.

- Su total de carbohidratos debe limitarse a 35 gramos o menos cada día.

- Coma muchas verduras sin almidón y bajas en carbohidratos.

- Eliminar todos los productos animales.

- Obtenga alrededor del 25 por ciento de sus calorías de los productos lácteos, huevos y proteínas vegetales.

- Usa una calculadora cetogénica para averiguar tus macros y necesidades calóricas.

Plan de acción de cuatro pasos

Restringir los carbohidratos

Debes limitar tu consumo de carbohidratos a 20 gramos diarios para que tu cuerpo entre en cetosis y permanezca allí. Esto significa que debe mantenerse alejado de las fuentes de proteínas populares como las legumbres, las leguminosas, el trigo sarraceno y la quinua. Estos son demasiado altos en carbohidratos para el estilo de vida cetogénico. Mantente alejado de la leche y los productos lácteos bajos en grasa, las frutas y las verduras con almidón. Puedes comerte unas cuantas bayas.

Añadir buenas fuentes de proteína en cada comida

Como se mencionó anteriormente, la única manera de obtener los nueve aminoácidos esenciales es a través de productos animales. Combinando proteínas vegetales bajas en carbohidratos como semillas y nueces junto con huevos y productos lácteos mejorará la ingesta de proteínas con una dieta vegetariana.

La mayoría de la gente va a necesitar alrededor de 60 a 100 gramos de proteína mientras hacen una dieta cetogénica. Esta cantidad depende de la edad, el nivel de actividad, la composición corporal y el peso de la persona. Muchas personas se desempeñan mejor cuando comen alrededor de 1,2 a 1,7 gramos de proteína por kilogramo de su peso corporal.

- **Las tres proteínas principales**

    o Semillas de cáñamo: son ricas en proteínas, una gran fuente de ácidos grasos omega 3, potasio y magnesio. También son ricas en fibra soluble. Contienen un gramo de carbohidratos netos y nueve gramos de proteína por una onza o 28 gramos.

    o Yogur griego: esto proporciona probióticos que son grandes para la inmunidad y la salud intestinal. Es una excelente fuente de magnesio, potasio y calcio, y es rico en proteínas. En sólo seis onzas o 170 gramos de yogur griego, obtendrás de 15 a 20 gramos de proteínas y de cinco a siete gramos de carbohidratos.

    o Huevos: Estas pequeñas bellezas son muy económicas y versátiles. Proporcionan colina que ayuda a mejorar la función cerebral. También contienen una proteína de alta calidad y fácilmente digerible. En dos huevos grandes, obtendrá un gramo de carbohidratos y 14 gramos de proteína.

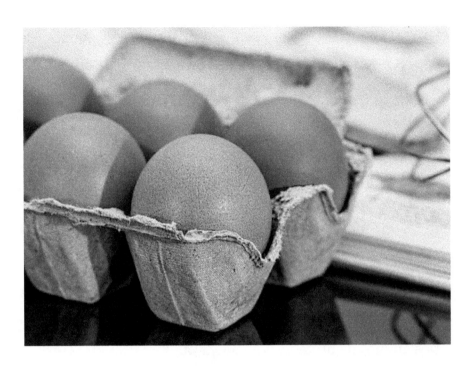

- **Otras fuentes de proteína**

  o Mantequilla de almendra o de cacahuete: En sólo dos cucharadas se obtienen cuatro gramos de carbohidratos netos y siete u ocho gramos de proteínas.

  o Quesos suaves como el queso blanco, el queso azul, el feta, el Camembert y el Brie: En una onza se obtiene alrededor de un gramo de carbohidratos y de cuatro a seis gramos de proteínas.

  o Quesos semiduros y duros como el suizo, el provolone, el gouda y el cheddar: En sólo una onza se obtienen entre 0,5 y 1,5 gramos de carbohidratos y siete u ocho gramos de proteínas.

- o Queso romano y parmesano: En una onza obtendrá un gramo de carbohidratos con nueve o diez gramos de proteínas.

- o Queso cottage: En seis onzas obtendrás seis gramos de carbohidratos y 20 gramos de proteínas.

Recuerda que también obtienes pequeñas cantidades de proteínas de los vegetales. Muchas verduras te darán alrededor de dos gramos de proteína por cada taza.

Tienes que intentar conseguir proteínas comiendo comida de verdad en vez de usar batidos, barras o polvos proteínicos.

Intenta limitar la cantidad de soja que consumes. Aunque los estudios son controvertidos, la investigación dice que los fitoestrógenos podrían causar el crecimiento de algunos cánceres. Depende de la cantidad que consuma, la genética y otros factores.

Coma de una a tres porciones de vegetales bajos en carbohidratos dos veces al día.

Hay una abundancia de vegetales en el mercado que son muy amigables y deliciosos. También dan una buena dosis de fibra y te ayudan a conocer a tus macros.

- Los cinco mejores vegetales

  o Coliflor: Esta belleza es una gran fuente de fibra y vitamina C. Es el perfecto sustituto de las patatas y el arroz. Proporciona cuatro gramos de carbohidratos netos en cada porción.

  o Coles de Bruselas: Estas pequeñas verduras son ricas en folato, potasio y vitamina C. Te dan cinco gramos de carbohidratos netos por cada porción.

  o Espinacas: Este verde frondoso es rico en magnesio, potasio y hierro. Proporciona un gramo de carbohidratos netos en cada porción.

  o Calabacín: Es una gran fuente de potasio, vitamina C, vitamina B6. Es un gran sustituto de los fideos. Proporciona tres gramos de carbohidratos netos por cada porción.

  o Aguacate: Técnicamente es una fruta, pero es una gran fuente de fibra, magnesio y potasio. Te da dos gramos de carbohidratos netos en cada porción.

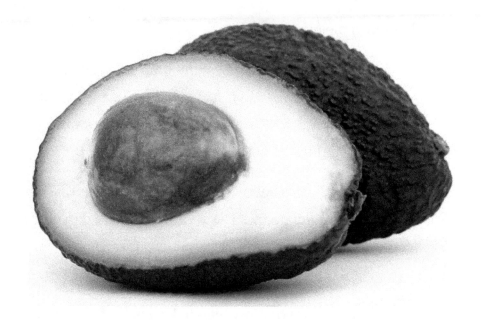

Use especias y hierbas para dar sabor a sus alimentos

El uso de especias y hierbas puede ayudar con la variedad cuando se hace una dieta vegetariana. Lo que, es más, son fuentes de micronutrientes y no tienen muchos carbohidratos. Las comunes como la canela, el romero y la albahaca añaden un maravilloso sabor a muchos platos. Experimente también con sabores que no ha probado. Puede que encuentres algunos nuevos favoritos.

Mantenerse cetogénico vegetariano por mucho tiempo

Es posible ser vegetariano y cetogénico. El mayor problema podría ser la falta de variedad y tratar de satisfacer las necesidades nutricionales regularmente sin consumir mariscos o carne.

Cuando se eligen alimentos ricos en nutrientes y se experimenta con varias combinaciones de proteínas y vegetales, junto con el uso de diferentes especias y hierbas, se puede crear un estilo de vida cetogénico vegetariano que sea placentero, sostenible y saludable.

Limitando los carbohidratos para los vegetarianos

El principal error de la mayoría de los vegetarianos cuando hacen una dieta cetogénica es consumir demasiados carbohidratos. Esto se debe a que la mayoría de las comidas favoritas que los vegetarianos comen son alimentos ricos en carbohidratos como:

- Tubérculos como ñames, patatas, etc.

- Frutas como naranjas, plátanos, manzanas, etc.

- Fuentes de azúcar como el jarabe de arce, el agave, la miel, etc.

- Legumbres como guisantes, judías negras, lentejas, etc.

- Granos como el cereal, el arroz, el maíz, el trigo, etc.

Cuando siga una dieta cetogénica, no coma ninguno de los alimentos que se mencionan arriba. Todos son extremadamente altos en carbohidratos y una sola porción terminará llevándote por encima de tu límite diario de carbohidratos. Esto no significa que tengas que comer lechuga y huevos todo el día todos los días.

Aquí hay algunos alimentos que se pueden comer:

- Verduras **sobre la tierra** - calabacín, coliflor, brócoli, etc.

- Semillas **y frutos secos** - semillas de calabaza, semillas de girasol, almendras, pistachos, etc.

- Huevos **y productos lácteos con alto contenido de grasa** - huevos, mantequilla, crema con alto contenido de grasa, quesos duros, etc.

- **Edulcorantes** - fruta de monje, eritritol, Stevia y otros edulcorantes que son bajos en carbohidratos.

- ***Carnes vegetarianas:** seitán, tofu, tempeh y otras "carnes" vegetarianas bajas en carbohidratos y altas en proteínas.

- Bayas **y aguacates** - cualquier baya de bajo índice glicémico, moras, frambuesas, aguacates, etc.

- **Otras grasas** - aceite de palma roja, aceite de MCT, aceite de oliva, aceite de coco, etc.

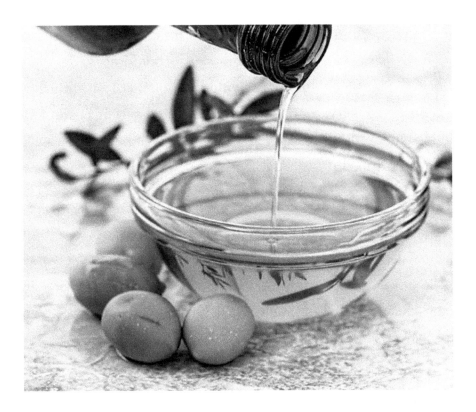

Si puedes seguir con los alimentos que he enumerado, rápidamente te acostumbrarás a la dieta cetogénica vegetariana en poco tiempo. También tendrás todas tus necesidades nutricionales.

Puede parecer imposible conseguir la cantidad correcta de grasa sin comer pescado o carne. No es necesario comer una docena de huevos o barras de mantequilla para asegurarse de que se cumplen los requisitos de grasa. Hay muchas grasas vegetales saludables por ahí.

*Tenga cuidado con los sustitutos de carne vegetarianos y veganos empaquetados. Estos son grandes sustitutos de la carne cuando se habla de proteínas y grasas. La mala noticia es que pueden contener muchos carbohidratos. Debes revisar la etiqueta para ver el contenido de carbohidratos de cada porción. Piensa en los ingredientes también. ¿Tiene muchos rellenos y conservantes? Mejores sustitutos serían cualquiera de los alimentos ya enumerados junto con las berenjenas y los hongos Portobello.

Obtener suficientes grasas

Los lácteos y los huevos con alto contenido de grasa serán los principales componentes de muchas de sus comidas. No van a ser la única grasa. Eres libre de usar cualquier aceite vegetal en lugar de las grasas animales que normalmente usarías para hornear y cocinar.

Aquí hay una lista de aceites que se pueden usar y para qué se pueden usar:

- **Aceite de Palma Roja**: Es una gran fuente de vitaminas E y A, también puede ser usado como suplemento vitamínico. Su sabor es similar al de una zanahoria con una textura mantecosa y rica. Verás que cuando cocinas con él, le da más sabor a tus semillas, nueces y "carnes" veganas.

- **Aceite de oliva**: Este es el aceite más saludable que puedes comer. Puede ser usado para mejorar el contenido de grasa y el sabor de cualquier comida. Asegúrate de que cuando cocines con él, no permitas que se caliente a más de 405 grados Fahrenheit. Cualquier cosa sobre esto lo oxidará y no será saludable.

- **Aceite MCT**: Este aceite proviene de los aceites de palma y coco. Contiene grasas saturadas llamadas triglicéridos de cadena media que no pasan por una digestión regular y se dirigen directamente al hígado donde se convierten en cetonas. Se puede añadir al té, café, bombas de grasa, batidos, salsas y aderezos para ensaladas para aumentar la concentración y la energía.

- **Aceite de coco**: Esto le da un gran número de ácidos grasos, que es la fuente perfecta de combustible para los que están a dieta. Es genial para usar en la panadería, la cocina, los postres y las bombas de grasa. Asegúrate de que al hornear o cocinar lo uses a menos de 350 grados Fahrenheit. Se cocina muy parecido a la mantequilla.

- **Aceite de aguacate**: Es una gran fuente de grasas monoinsaturadas saludables. El punto de humo de este aceite es de 520 grados Fahrenheit. Esto significa que es el aceite perfecto para hornear, freír y cocinar.

Esto no es de ninguna manera todos los aceites vegetales que existen. Estos son sólo los principales que son los más versátiles y saludables. No estás restringido a usar los aceites como tu única fuente de grasa. Puedes obtener más grasa y algunos minerales y vegetales consumiendo estos alimentos grasos:

- **Aguacates**: Al igual que el aceite de arriba, están llenos de antioxidantes, minerales y vitaminas. Es una gran adición a cualquier comida. También se puede usar para hacer postres vegetarianos.

- **Frutos secos**: Estos pequeños alimentos son una adición saludable a cualquier dieta. Son ricos en grasas. Los anacardos y las nueces de macadamia tienen un alto contenido de grasas monoinsaturadas saludables y tienen muy pocas grasas omega-6. Hay que tener en cuenta cuántos carbohidratos hay en las nueces. Si comes demasiados, puedes terminar expulsándote de la cetosis.

- **Semillas**: Las semillas de girasol, lino, sésamo y calabaza tienen un alto contenido de grasa y son una gran adición a la dieta. Tienen niveles más altos de omega 6, así que asegúrate de no usarlas como alimento básico.

- **Alternativas a los productos lácteos veganos**: Hay muchas alternativas lácteas veganas diferentes, y repasaremos varias de ellas en el próximo capítulo. Lo mejor es que todos saben tan bien como el original.

Al utilizar estos alimentos vegetales que están llenos de grasa y aceite vegetal, ni siquiera va a necesitar lácteos o huevos para alcanzar sus necesidades de grasa. Estas fuentes de grasa no contienen ninguna proteína. Si eliges no comer carne, ¿cómo puedes asegurarte de que estás consumiendo suficientes proteínas? Siga leyendo para averiguarlo.

Alimentos en la Dieta Cetogénica Vegetariana

Aunque la carne es la forma más fácil de consumir proteínas, no tienes que usarla para alcanzar tus objetivos de proteínas. De hecho, es posible consumir muchas proteínas con el queso y los huevos. Sin embargo, independientemente de su amor por el queso, y no importa cuántas maneras diferentes pueda cocinar sus huevos, confiar sólo en estas dos cosas como su fuente de proteínas va a hacer que se sienta insatisfecho. Afortunadamente, no tendrás que depender sólo del queso y los huevos. Hay muchas opciones vegetarianas para elegir cuando se trata de satisfacer sus necesidades de proteínas.

Tofu

El tofu proviene de la soja y es una buena fuente de calcio y proteínas. Lo mejor es que puede ser usado como un buen sustituto del pescado, la carne y las aves. El tofu a veces termina siendo blando y blando. Puedes hacerlo fácilmente masticable y firme para que imite más a la carne comprando tofu extra firme y luego presionándolo, o puedes congelarlo y luego presionarlo. También debes asegurarte de marinar o sazonar el tofu antes de cocinarlo para que pueda tomar los diferentes sabores. Es como una esponja de esa manera.

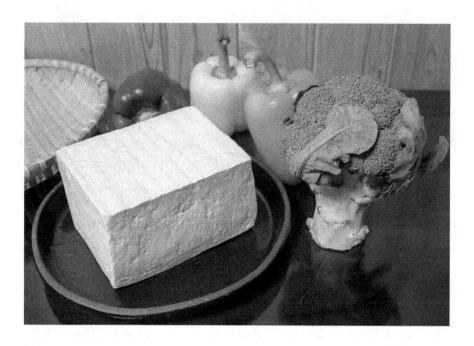

Tempeh

Este es un tofu más granulado y firme. Está hecho de soja fermentada y es muy bueno para usar en recetas que piden carne molida y pescado. El tempeh no tiene que ser prensado como el tofu, así que un paso menos. Lo único que tendrás que hacer es rebanarlo, molerlo o cortarlo en dados. Si crees que el tempeh es algo amargo, puedes intentar cocinarlo al vapor antes de preparar algo con él.

Hay algunas cosas que debes recordar sobre los productos de soja - Ya que el tempeh y el tofu provienen de la soja, tendrás que prestar atención a cómo tu cuerpo empieza a sentirse una vez que empieces a añadirlos a tu dieta. Aunque la soja es normalmente saludable para la mayoría de las personas, tiene goitrógenos. Estos compuestos pueden terminar dañando el funcionamiento de la tiroides. Si usted nota que empieza a tener un aumento de peso inexplicable, piel seca, estreñimiento, sensibilidad al frío o fatiga después de empezar a aumentar su ingesta de soja, entonces debería empezar a reducir la cantidad de soja que come y empezar a tomar un suplemento de yodo.

Aquí hay algunos consejos para comprar el mejor tofu y tempeh para disminuir el riesgo de efectos secundarios negativos:

- Deberías asegurarte de que tu tofu y tempeh son 100% de soja orgánica.

- Los productos de soja habituales suelen contener pequeñas cantidades de herbicidas, plaguicidas y productos químicos que son perjudiciales para usted.

- Muchos se rocían con cantidades copiosas de soja transgénica.

Seitan

Esto se conoce como carne de trigo y está hecha de algas, ajo, jengibre, salsa de soja y gluten de trigo. Es una gran fuente de hierro, bajo en grasa y alto en proteínas. Recuerde, sin embargo, el seitán contiene gluten. De hecho, toda su proteína proviene de la proteína del gluten. Cualquier persona con sensibilidad al gluten debería evitar esta fuente de proteínas.

Otras "carnes"

Hay otras fuentes de "carne" que puedes encontrar en las tiendas de comestibles. Cuando intente elegir una, asegúrese de leer los datos de nutrición y los ingredientes. No quieres un producto que tenga muchos carbohidratos o azúcares. Si parece que viene con muchos ingredientes dañinos o contiene muchos carbohidratos o azúcares, entonces no deberías comprarlo. Intenta encontrar los que tengan los ingredientes más simples y el menor contenido de carbohidratos. Lo mismo ocurre si vas a hacer tus propias hamburguesas vegetarianas. Hay muchas recetas de hamburguesas vegetarianas por ahí que están llenas de carbohidratos que provienen de legumbres y granos.

Frutos secos

Las semillas y las nueces a menudo contienen un ponche de proteínas. Las siguientes semillas y frutos secos contienen la mayor cantidad de proteínas, por cada 100 gramos:

- 18 gramos, semillas de lino

- 19 gramos, semillas de girasol

- 21 gramos, almendras

- 21 gramos, pistachos

- 30 gramos, semillas de calabaza

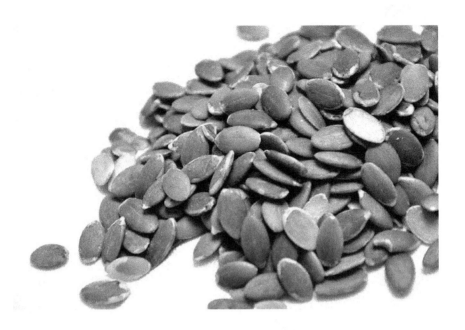

Sin embargo, también hay que tener en cuenta su contenido en carbohidratos porque tienden a acercarse sigilosamente.

- En 100 gramos de semillas de lino, hay 29 gramos de carbohidratos totales.

- En 100 gramos de semillas de girasol, hay 20 gramos de carbohidratos totales.

- En 100 gramos de almendras, hay 22 gramos de carbohidratos totales.

- En 100 gramos de pistachos, hay 28 gramos de carbohidratos totales.

- En 100 gramos de semillas de calabaza, hay 54 gramos de carbohidratos totales.

Aunque técnicamente es una legumbre, no debemos pasar por alto el poder de la fuente de proteína vegana baja en carbohidratos, el maní. Los cacahuetes vienen con 24 gramos de proteína por cada 100 gramos y son relativamente bajos en carbohidratos, llegando a 16 gramos.

Proteína en polvo

Si quieres usar proteína en polvo, es una buena idea usar proteína de suero de vaca alimentada al 100% con hierba o puedes usar un aislado de proteína de guisante orgánico. Mientras que, desde una perspectiva nutricional, la proteína de suero de vaca alimentada con hierba puede no ser mejor, es una opción mucho mejor desde el punto de vista medioambiental.

Si notas que estás aumentando tu ingesta diaria de carbohidratos, pero todavía necesitas consumir más proteínas, entonces siéntate y toma esa proteína en polvo a base de leche, huevo o vegetal.

Las siguientes son algunas buenas ideas de cómo puede sacar el máximo provecho de su ingesta de proteínas:

1. Mezcla un poco de poder proteínico en tu batido bajo en carbohidratos. Escoge tu receta favorita de batido y añádela en una cucharada.

2. Puedes añadir un polvo de proteína sin sabor a cualquier comida que hagas. El aislado de proteína de guisante suele ser el polvo vegano más fácil y barato que puedes

usar, mientras que el polvo de proteína de base láctea más popular es la proteína de suero. Estas pueden ser añadidas a tus salsas, puedes mezclarlas en hamburguesas veganas caseras. También se puede añadir a una base para barras de proteína.

Obtener la mejor calidad de los productos lácteos y los huevos

La producción de leche y huevos tiene un bajo impacto ambiental si se compara con la producción de carne, aves y pescado de granja. Desafortunadamente, muchos de los huevos y productos lácteos que se pueden encontrar en las tiendas de comestibles provienen de vacas lecheras y gallinas que fueron forzadas a vivir en condiciones tortuosas y horribles. Cuando compras estos alimentos, estás invirtiendo en alimentos que son nutricionalmente inferiores, así como apoyando el abuso animal y la contaminación del medio ambiente.

Lo mejor es que no es tan difícil comprar productos de alta calidad y sostenibles. Todo lo que tienes que hacer es cambiar tu forma de comprar.

En lugar de dirigirse a los productos más baratos que tienen afirmaciones sin sentido como "alimentado por vegetarianos" o "sin jaula", intente encontrar huevos y productos lácteos que provengan de animales criados en pastos. Pero, la mejor manera de averiguar si algo es una buena elección y el animal fue criado de la manera que la naturaleza quiso que fuera es investigar la granja o la empresa donde se compran estos artículos.

Si no puede encontrar opciones de alta calidad en su tienda de comestibles local, puede encontrar productos lácteos y de huevos de mejor calidad en línea y hacer que se los envíen desde cualquiera de estas fuentes:

- _Los pastos de roble blanco_ tienen los mejores huevos de pasto.

- _Udder Milk_ es un buen lugar para todas sus necesidades de huevos y lácteos de alta calidad.

- _S. Carnes Wellness_ es un buen lugar para ir a por mantequilla y queso criados en pastos y alimentados con hierba.

Una forma aún mejor de mejorar su salud, así como el medio ambiente, es empezar a apoyar a sus agricultores locales. La mejor manera de averiguar si tienes alguna fuente local de huevos y lácteos de alta calidad es probar uno de estos dos sitios: Cosecha local o Coma Salvaje.

También tiene la opción de limitar aún más su consumo de productos animales. Lo mejor que puede hacer es probar algunas alternativas cetogénica amigables a los lácteos.

Alternativas al huevo

Hay muchas alternativas vegetarianas cetogénicas amigables que pueden ayudarte a reducir el consumo de huevos y queso. Una lista rápida de algunas es:

- En lugar de crema agria o yogur, usa yogur a base de nueces. Ahora es fácil encontrar yogures de leche de coco casi en todas partes, y también puede encontrar yogures a base de almendras o anacardos. Asegúrate de comprobar que no contienen carbohidratos o azúcares ocultos.

- Sustituye tu queso crema por queso blando vegetariano. Puedes comprar cosas de la compañía Treeline. Crean muchos quesos blandos a base de anacardo, y su textura es casi exactamente como la del queso crema. También puedes buscar formas de hacer tu propio queso de anacardo.

- En lugar de queso a base de lácteos, prueba el queso vegetariano. Hay muchas opciones diferentes de queso vegano por ahí. Si no estás interesado en usar soja, entonces puedes optar por el anacardo, el coco u otros tipos de quesos de nueces de árbol.

- Sustituye la mantequilla por mantequilla vegetariana o aceite de coco. El punto de fusión del aceite de coco es mucho más bajo, pero su punto de humo es el mismo que el de la mantequilla. Esto lo hace perfecto como sustituto. Si no eres un fanático del aceite de coco, también puedes encontrar opciones de mantequilla vegana por ahí. Es importante que compruebe la etiqueta de sus ingredientes para ver si tienen algún aceite hidrogenado, porque puede aumentar el riesgo de enfermedades cardíacas.

- En lugar de crema pesada, prueba la crema de coco. Dependiendo de lo cremosa que sea la crema de coco, puede que descubra que tendrá que mezclar un poco de agua o puede usar un poco del agua de coco que hay en el recipiente.

- Por supuesto, puedes sustituir la leche normal por leche de coco. Lo bueno de esto es que, para la mayoría de las recetas, la sustitución es uno a uno. Eso significa que se usaría una taza de leche de coco en lugar de una taza de leche de vaca.

Cuando se compran productos veganos *ketofriendly*, hay que asegurarse de que no han añadido ningún azúcar, y que no hay ningún carbohidrato oculto o ingredientes no saludables como los aceites hidrogenados. Hay algunos productos que usan "chicle" como el chicle de guar o el agar-agar. Todos estos son compuestos que se utilizan para hacerlos más cremosos, y la mayoría de la gente no tiene problemas para comerlos. Sin embargo, estos productos causarán molestias gastrointestinales a algunas personas, así que comprueba si tus productos lácteos veganos tienen estas gomas añadidas.

Lo bueno es que la disponibilidad de productos sin lácteos *ketofriendly* ha aumentado rápidamente. Incluso hay algunos productos que pueden ser enviados directamente a tu casa, como la Cocina de Miyoko.

Si realmente quieres reducir el consumo de productos animales, te resulta muy frustrante encontrar recetas deliciosas, pero casi vegetarianas. Te desplazas a través de la lista de ingredientes y luego encuentras que necesita huevos. No tienes que preocuparte todavía. No tienes que renunciar a estos deliciosos alimentos. Hay muchos sustitutos de huevo que puedes usar y que son amigables con el cetáceo.

- **Semillas de lino**

Las semillas de lino molidas son un gran aglutinante. Sabe un poco a nuez y funciona bien en recetas que requieren harina de coco o almendra. Mezcla una cucharada de semillas de lino molidas con tres cucharadas de agua para reemplazar un huevo en una receta.

- **Tofu de seda**

Esto será más suave y sedoso que el tofu regular y es un gran reemplazo para los huevos. No tiene realmente un sabor, pero puede terminar haciendo sus productos horneados un poco densos, por lo que sería mejor usarlos en brownies o ciertos pasteles y panes rápidos. Un cuarto de taza de puré de tofu de seda reemplazará a un huevo.

- **Vinagre y bicarbonato de sodio**

Esta es una gran manera de hacer panecillos esponjosos. Una cucharadita de bicarbonato de sodio combinada con una cucharada de vinagre blanco reemplazará un huevo.

Si no quieres hacer tus propios reemplazos, puedes comprar reemplazos vegetarianos ya hechos.

- **El Vegg**

Esta compañía es 100% vegetal. Utilizan sólo ingredientes naturales para crear productos que simulan la función, el sabor y la textura de los huevos, y cuesta casi lo mismo que los huevos reales.

- **Sigue el huevo de tu corazón**

Esta es otra compañía de plantas que hace elecciones vegetarianas desde la mayonesa hasta el queso. Eso significa que incluso tienen huevos vegetarianos. El huevo vegano es un sustituto del huevo entero que tiene la textura y el sabor de los huevos reales. Se puede usar para hacer pasteles, panecillos y galletas. También puedes revolverlos o usarlos para hacer tortillas.

El principal problema con estos reemplazos es que no tienen la misma proteína o grasa que un huevo entero normal. Esto podría hacer que cumplir con todas sus macros recomendadas en la dieta cetogénica sea un poco más difícil. Afortunadamente, hay muchas grasas que puedes comer de los aceites vegetales y muchas proteínas de las opciones de carne vegetariana.

Comer en modo Vegetariano

Seguir una dieta cetogénica vegetariana no sólo es sostenible para ti, sino que también es genial para la salud animal y la salud medioambiental. Lo importante es recordar que estás comiendo menos de 35 gramos de carbohidratos netos cada día y que consumes suficientes proteínas y grasas.

Para asegurarte de que obtienes los mejores resultados en tu dieta, asegúrate de que te ciñes a los siguientes alimentos cetogénicos y vegetarianos:

- Grasas de origen vegetal como el aceite de palma roja, el aceite de MCT, el aceite de oliva y el aceite de coco.

- Los edulcorantes como las frutas de monje, el eritritol y la Stevia.

- Aguacates, moras, frambuesas y otras bayas que tienen un bajo impacto glucémico.

- Semillas y frutos secos como semillas de calabaza, semillas de girasol, almendras y pistachos.

- Setas como la melena de león, la ostra rey y el shiitake.

- Alternativas lácteas como quesos vegetarianos, crema de coco y yogur sin azúcar.

- Huevos altos en grasa y lácteos como huevos, mantequilla, crema pesada y quesos duros.

- Cualquier vegetal de la superficie como el calabacín, la coliflor y el brócoli.

- Verdes frondosos como la col rizada y las espinacas.

- Alimentos fermentados como el kimchi, el chucrut y el natto.

- Vegetales marinos como las algas, el fucus, el aburrimiento.

- Carnes vegetarianas como "carnes" bajas en carbohidratos, seitán, tofu y tempeh.

Es importante que también se asegure de restringir los alimentos con alto contenido en carbohidratos. Esto significa que debe evitar los alimentos, tales como:

- Granos como el cereal, el arroz, el maíz y el trigo.

- Legumbres como guisantes, judías negras y lentejas.

- Camotes y patatas como tubérculos.

- Azúcar como el jarabe de arce, el agave y la miel.

- Frutas como naranjas, plátanos y manzanas.

Lista de todo incluido

Aunque ya he repasado estos alimentos, quería proporcionarles una lista más fácil de entender y leer. Esto es para que sea más fácil cuando quieras comprobar si puedes comer algo en una dieta cetogénica vegetariana. Esta lista puede ser fácilmente usada como una lista de compras.

He marcado con la letra "g" los alimentos que son una gran fuente de proteína, y los alimentos que son un poco altos en carbohidratos que deben comerse con moderación se marcarán con un asterisco.

- **Alimentos básicos misceláneos**

  o Algas asadas

  o Hojas de Nori

  o Fideos Shirataki

  o Altramuces (g)*

  o Escamas de algas

  o Fideos de algas

  o Edamame

  o Especias y hierbas

- **Grapas de la despensa**

  - Extracto de vainilla (asegúrese de revisar la etiqueta nutricional)

  - La levadura nutricional

  - Cáscara de Psyllium

  - Jackfruit

  - Corazones de la palma de la mano

  - Polvo de glucomanano

  - Chocolate negro - 85% y más

  - Cacao o polvo de cacao

  - Leche de coco

  - Harina de coco

  - Bicarbonato de sodio

  - Polvo de hornear

  - Corazones de alcachofa

  - Harina de almendra

- **Grapas para la nevera**

  - Tofu (g)

- o   Tempeh (g)

- o   Brotes

- o   Seitán (g)*

- o   Sauerkraut

- o   Micro-verdes

- o   Pickles

- o   Queso sin leche *

- o   Yogur sin leche*

- o   Vinagre de sidra de manzana

- **Condimentos y salsas**

  - o   Vinagre

  - o   Salsa de tomate

  - o   Salsa

  - o   Salsa de soja o tamari

  - o   Mostaza

  - o   Hummus*

  - o   Salsa picante

  - o   Salsa de chile

- **Frutas**

  - Tomates *

  - Fresas

  - Frambuesas

  - Aceitunas

  - Los arándanos*

  - Coco - sin azúcar

  - Arándanos*

  - Aguacates

- **Verduras**

  - Calabacín

  - Nabos

  - Acelga suiza

  - Calabaza de verano

  - Calabaza de invierno *

  - Espinacas

  - Chalotas

  - Rutabaga *

- Ruibarbo

- Rábanos

- Cebolla

- Okra

- Las hojas de mostaza

- Setas

- Lechuga

- Kohlrabi

- Col rizada*

- Jicama*

- Ajo

- Fiddleheads

- Hinojo

- Endibia

- Berenjena

- Verdes de diente de león

- Rábano Daikon

- Pepinos

- Coles

- Chard

- Apionabo *

- Apio

- Coliflor

- Zanahorias *

- Repollo

- Coles de Bruselas *

- Brócoli

- Bok choy

- Remolachas *

- Pimientos.

- Espárragos

- Arugula

- Corazones de alcachofa

- **Aceites saludables**

    - Aceite de oliva

    - Aceite MCT

- Aceite de nuez de macadamia

- Aceite de avellana

- Aceite de linaza

- Aceite de coco

- Mantequilla de cacao

- Aceite de aguacate

- Aceite de almendra

- **Fuentes de grasa alimentaria integral**

  - Aceitunas

  - Coco

  - Aguacates

- **Seed and Nut Butters**

  - Mantequilla de nuez de Tahini

  - Mantequilla de semillas de girasol

  - Mantequilla de nuez

  - Mantequilla de maní

  - Mantequilla de nuez de macadamia

  - Mantequilla de avellana

- Mantequilla de coco

- Mantequilla de almendra

- **Semillas**

  - Girasol

  - Calabaza

  - Cáñamo

  - Chia

- **Nueces**

  - Nueces

  - Piñones *

  - Cacahuetes *

  - Pecanas

  - Nueces de macadamia

  - Avellanas

  - Nueces de Brasil

  - Almendras.

Inflamación y alimentos

Digamos que le han dicho que necesita una dieta antiinflamatoria, o tal vez usted es un médico que ha tenido un cliente que le ha preguntado si es adecuado para ellos. Antes de subirse a este vagón, debe preguntarse: "¿Por qué?"

Sin perder el ritmo, la mayoría de la gente dirá: "Para que pueda reducir mi inflamación".

Si bien es típicamente una noble intención, también debemos reconocer que la palabra inflamación se usa vagamente en nuestras conversaciones todo el mundo, pero tiende a ser más incomprendida de lo que uno puede creer. Tenemos que hablar sobre el elefante en la habitación, sumergirnos de verdad, y luego responder algunas preguntas importantes.

¿Qué es la inflamación?

La explicación más amplia es que es la forma en que su sistema inmunológico responde a un estímulo. La inflamación es más a menudo en respuesta a lesiones comunes como caerse de la bicicleta o quemarse el dedo. Después de que esto ocurra, el área lesionada se pondrá hinchada, roja y caliente. Esto se debe a una respuesta localizada a la lesión, que se caracteriza por "un aumento del flujo sanguíneo, dilatación capilar, infiltración de leucocitos y producción de mediadores químicos". Básicamente, la respuesta inflamatoria significa que su sistema inmunológico inespecífico está trabajando para combatir algo que podría terminar siendo dañino.

Siempre que haya algo irritante o dañino que afecte a alguna zona del cuerpo, habrá una respuesta biológica para deshacerse de él. Los síntomas y signos de inflamación tienden a ser incómodos, pero todas estas cosas te permiten saber cuándo tu cuerpo está trabajando para curarse.

El hecho es que, aunque la inflamación ha tenido una mala reputación a lo largo de los años, es realmente esencial en pequeñas cantidades para su supervivencia y la vigilancia inmunológica. Se convierte en un problema cuando hay demasiada o muy poca inflamación. De hecho, se cree que la mayoría de las enfermedades crónicas tienen su origen en la inflamación de bajo grado que continúa durante un largo período de tiempo. Este tipo de inflamación suele pasar desapercibida para el huésped, que es usted, hasta que empiezan a aparecer cosas malas, que podrían incluir, pero no se limitan a, depresión clínica, enfermedad inflamatoria del intestino, trastornos autoinmunes, obesidad, enfermedad de hígado graso no alcohólica, enfermedades cardiovasculares y diabetes. Este concepto se conoce como "La teoría de la inflamación de la enfermedad", donde la inflamación es el factor subyacente número entre las principales causas de muerte.

- Curación de la herida

La primera reacción de cualquiera a cualquier tipo de hinchazón sería tratar de disminuirla. Pero, también es importante saber que la inflamación es una parte natural y muy importante del proceso de curación. La primera etapa, cuando se trata de la inflamación, es la irritación, que luego terminará siendo la inflamación. A la inflamación le seguirá la secreción de pus. Después de eso, llegarás a la etapa de granulación, y el nuevo tejido comenzará a formarse dentro de la herida. Si no tuviéramos inflamación, las heridas y las infecciones no se curarían.

- Inmunidad innata

Cuando todo el mundo nace, su cuerpo viene con defensas específicas en su sistema inmunológico. Estas son las que se conocen como inmunidad innata. Estas cosas son muy diferentes de la inmunidad adaptativa, que una persona desarrollará después de que se le administre una vacuna o tenga una infección en la que el cuerpo es capaz de aprender que necesita combatir ese agente infeccioso en particular. La mayoría de las veces no hay detalles específicos cuando se trata de la inmunidad innata. Ahora, la inmunidad adaptativa tiene un patógeno específico. La forma más común de inmunidad innata es la inflamación.

Síntomas de la inflamación

Los síntomas reales variarán dependiendo de si la inflamación es crónica o aguda. Puedes resumir fácilmente los efectos de la inflamación aguda a través de las siglas PRISH (en inglés). Estos síntomas incluyen:

- **Dolor** - El punto inflamado suele doler, especialmente si se toca. El cuerpo libera sustancias químicas que excitan las terminaciones nerviosas, lo que también hará que esa zona sea aún más sensible.

- **Enrojecimiento** - El enrojecimiento se produce porque los capilares de esa zona van a tener más sangre corriendo hacia ellos.

- **Inmovilidad** - Podrías experimentar alguna pérdida de función en el área que está inflamada.

- **Hinchazón** - Esto se debe al hecho de que el líquido se acumula en el área inflamada.

- **Calor** - Como hay más flujo de sangre en el área inflamada, hará que el área se caliente al tacto.

Todos estos son signos de inflamación aguda y tienden a aplicarse sólo a la piel. Si la inflamación real está ocurriendo en lo profundo de su cuerpo, como en un órgano interno, sólo habrá unos pocos signos que usted note, si es que nota alguno.

Por ejemplo, hay algunos órganos internos que no tienen acceso a las terminaciones nerviosas, por lo que no sentirás ningún dolor, como si tuvieras un cierto tipo de inflamación pulmonar. La inflamación crónica a menudo se mostrará de varias maneras diferentes. Estas pueden incluir:

- Dolor

- Erupción

- Fiebre

- Dolor abdominal

- Dolor en el pecho

- Llagas en la boca

- Fatiga

Causas de la inflamación

La inflamación puede deberse a varias reacciones físicas diferentes causadas por una respuesta inmunológica a diferentes tipos de infecciones o lesiones físicas. La inflamación no siempre significa que haya una infección, pero las infecciones terminan causando inflamación. Hay tres procesos que ocurren durante y antes de la inflamación aguda:

1. Las secciones arteriales más pequeñas se agrandarán una vez que el suministro de sangre se dañe en el área, lo que resulta en un mayor flujo de sangre.

2. Será más fácil que las proteínas y los fluidos entren en los capilares, lo que significa que son capaces de moverse entre las células y la sangre.

3. El cuerpo enviará neutrófilos. Los neutrófilos son un tipo específico de glóbulos blancos que están llenos de pequeños sacos llenos de microorganismos y enzimas de digestión.

Como persona, es probable que note estos síntomas de inflamación una vez que se hayan dado todos estos pasos

¿Qué es la inflamación aguda?

La inflamación aguda es el tipo de inflamación que se producirá rápidamente y que se agravará rápidamente. Los síntomas y signos se presentarán típicamente en unos pocos días pero pueden terminar persistiendo durante un par de semanas en diferentes casos.

Algunas de las situaciones, condiciones y enfermedades más comunes que pueden terminar causando una inflamación aguda son:

- Un trauma físico, como un hueso roto.

- Sinusitis

- Meningitis infecciosa

- Amigdalitis

- Dermatitis

- Apendicitis aguda

- Ejercicio de alta intensidad

- Un corte o un rasguño en la piel.

- Un dolor de garganta causado por la gripe o el resfriado común.

- Uña encarnada infectada

- Bronquitis aguda

¿Es una inflamación aguda o crónica

Los dos tipos de inflamación son diferentes en cuanto a la rapidez con que aparecen los síntomas y el tiempo que duran. A continuación, se presentan algunas formas de ver la diferencia entre la inflamación crónica y la aguda:

- Inflamación aguda

    o Causado por: lesión de tejido o bacterias dañinas

    o Inicio: rápido

    o Duración: normalmente unos pocos días

    o Resultados: la inflamación mejorará, se volverá crónica o se convertirá en un absceso.

- Inflamación crónica

  - o Causado por: patógenos que el cuerpo no es capaz de descomponer, que incluyen algún tipo de cuerpo extraño o virus que se quedará en el sistema o causará que la respuesta inmune sea hiperactiva.

  - o Inicio: lento

  - o Duración: podría ser de unos meses a unos años

  - o Resultados: la muerte del tejido podría ocurrir junto con la cicatrización y el engrosamiento del tejido conectivo.

¿Qué es la inflamación crónica?

La inflamación crónica es una inflamación que se produce durante un largo tiempo, que a menudo es de varios meses y posiblemente de años. Hay muchas causas diferentes de la inflamación crónica:

- Cuando las causas de la inflamación aguda no han sido atendidas.

- Si una persona tiene un trastorno autoinmune que ataca a los tejidos sanos porque los confunde con un patógeno que podría causar una enfermedad o un trastorno.

- Estar expuesto a un irritante de bajo nivel, como un producto químico industrial, durante varios meses o años.

Algunos ejemplos comunes de condiciones y enfermedades que se consideran inflamación crónica son:

- Hepatitis activa

- Sinusitis

- Enfermedad de Chron y colitis ulcerosa

- Periodontitis

- Artritis reumatoide

- Tuberculosis

- Úlcera péptica crónica

- Asma

Mientras que el tejido dañado no se puede curar sin alguna forma de inflamación, la inflamación crónica puede conducir a muchas condiciones y enfermedades diferentes que pueden incluir fiebre del heno, periodontitis, aterosclerosis, artritis reumatoide y algunos cánceres. Si bien la inflamación es importante, todavía necesita ser controlada.

Medición de la inflamación

Si bien hay una serie de limitaciones cuando se trata de medir la inflamación crónica de bajo grado, algunos estudios han podido medir biomarcadores celulares como marcadores no específicos como el alfa amiloide sérico, el fibrinógeno, la proteína C reactiva y la adiponectina activa, diversas moléculas de adhesión, quimiocinas, citoquinas y monocitos. Las principales vías de inflamación suelen incluir la producción de citoquinas proinflamatorias, la activación de Nf-kB, el estrés oxidativo y la actividad simpática. Probablemente se pregunte qué tiene que ver todo esto con usted, o qué factores podrían terminar activando sus vías inflamatorias. Para abordar estas preguntas apropiadamente, necesitamos mirar nuestros moderadores de comportamiento y dieta.

A menudo, cuando una persona tiene alguna forma de inflamación, también siente dolor. La inflamación a menudo causará sensaciones de angustia, incomodidad, rigidez, dolor y a veces agonía, dependiendo de la gravedad de la inflamación. El tipo de dolor variará. Algunas personas pueden describirlo como un pellizco, una puñalada, una pulsación y una punzada, o un dolor constante.

La mayoría de las veces, la inflamación causará dolor porque empuja hacia arriba las terminaciones nerviosas cercanas. Esto entonces enviará las señales de dolor cerebral. Hay otros procesos bioquímicos que ocurrirán durante la inflamación.

Estos procesos afectan la forma en que los nervios se comportan y pueden terminar aumentando el dolor.

¿Qué tipo de dieta ayuda a reducir la inflamación?

La inflamación de bajo grado a largo plazo suele estar relacionada con la alteración del metabolismo de los lípidos y la glucosa en las células adiposas, el hígado y los músculos, así como con el estrés oxidativo excesivo. Por lo tanto, las investigaciones han encontrado que hay ciertos componentes de la dieta que son capaces de modular estas importantes vías y patologías clínicas. El Dr. Barry Sears nos dice en una revisión que "la nutrición antiinflamatoria es la comprensión de cómo los nutrientes individuales afectan a los mismos objetivos moleculares afectados por las drogas farmacológicas".

Hay una larga lista de investigaciones convincentes que provienen de estudios de observación en gran escala que incluyen el Estudio Multiétnico de la Aterosclerosis y el Estudio de Observación de la Iniciativa de Salud de la Mujer. Sugieren que una dieta que tenga una cantidad apropiada de calorías que sea alta en ácidos grasos monoinsaturados y fibra soluble, baja en carbohidratos refinados, tiene una mayor proporción de omega-3 y omega-6, y alta en polifenoles tendrá un efecto antiinflamatorio en usted. Una dieta popular que observaron fue la dieta mediterránea, que incorpora granos enteros, legumbres, vegetales, frutas, cantidades modestas de carnes magras, pescado y aceite de oliva, muestra efectos antiinflamatorios especialmente cuando se compara con los hábitos dietéticos regulares de los estadounidenses. Otros estudios de intervención y observación han llegado a sugerir que los patrones dietéticos que utilizan mucho té negro y verde, ajo, linaza y nueces también pueden ayudar a reducir la inflamación.

Cuando se recurre a los alimentos para ayudar con la inflamación, lo mejor es recurrir a alimentos como:

- Las frutas, como las naranjas y los arándanos

- Los peces gordos, como la caballa y el salmón

- Las hojas verdes, como la col rizada y las espinacas

- Las nueces, como las almendras y las nueces de nogal

- Tomates

- Aceite de oliva

Si bien hay alimentos que pueden ayudar a su inflamación, hay algunos que debe evitar también, incluyendo:

- Manteca y margarina

- Carne roja

- Bebidas azucaradas y refrescos

- Pan blanco, pasteles y otros alimentos que tienen muchos carbohidratos refinados

- Los alimentos fritos, como las papas fritas

Aunque estas soluciones dietéticas no son la única clave para controlar su inflamación, son una gran manera de preparar su sistema inmunológico para que reaccione de manera correcta a los estímulos.

¿El estrés afecta también a la inflamación?

Si sólo miráramos cómo el estrés afecta a la inflamación de nuestros cuerpos, sólo estaríamos mirando la mitad de los hechos. La verdad es que la comunicación que tiene tu cuerpo entre el sistema nervioso central y el sistema inmunológico sistémico es crucial, pero tiende a ser una respuesta a una respuesta inflamatoria a una lesión, infección o enfermedad.

Los estudios que observaron el comportamiento de una persona encontraron que demasiado estrés psicológico podría terminar activando exactamente los mismos caminos pro-inflamatorios que ya hemos cubierto. El estrés psicológico crónico causa demasiados mediadores pro-inflamatorios, pero a menudo tiende a promover el comer en exceso cuando ni siquiera tienes hambre. Este estrés repetitivo de comer alimentos pobres en nutrientes y densos en calorías no sólo seguirá exacerbando la angustia psicológica y creará un ciclo interminable de estrés, sino que con el tiempo promoverá la adiposidad. Esto es básicamente un estado pro-inflamatorio.

Tratamientos de la inflamación común

Como dije al principio de este capítulo, la inflamación es una forma natural de que el cuerpo se cure a sí mismo. A veces puede ser útil para reducir la inflamación, aunque no siempre es necesaria.

- Medicamentos antiinflamatorios

Un tratamiento común para el dolor asociado con la inflamación son los antiinflamatorios no esteroideos. Estas píldoras funcionan contrarrestando una enzima que causa la inflamación. Al hacer esto, reducirá o prevendrá el dolor. Algunos ejemplos comunes de estos medicamentos son la aspirina, el ibuprofeno y el naproxeno. Debe tratar de evitar el uso de AINE durante un período de tiempo prolongado, a menos que su médico se lo aconseje. Estos medicamentos pueden aumentar el riesgo de que una persona desarrolle úlceras estomacales, lo que podría causar una hemorragia que puede terminar poniendo en peligro la vida.

Los AINEs también pueden aumentar el riesgo de que una persona tenga un ataque al corazón o un derrame cerebral, causar daño al riñón y empeorar los síntomas del asma. El paracetamol, como el Tylenol o el paracetamol, también es capaz de reducir el dolor asociado con la inflamación sin afectar la inflamación real. Esto podría ser una buena idea para aquellos que quieren tratar sólo el dolor mientras dejan que la respuesta de curación siga su curso completo.

- Corticosteroides

Los corticosteroides, como el cortisol, son medicamentos que se consideran hormonas esteroides y que funcionan previniendo varios mecanismos diferentes que participan en la inflamación. Tienes dos tipos diferentes de corticoesteroides:

Glucocorticoides - Los médicos tienden a prescribirlos para varias condiciones diferentes, que pueden incluir:

- o Sarcoidosis

- o Reacciones alérgicas

- o Asma

- o Hepatitis

- o Lupus sistémico

- o Enfermedad inflamatoria del intestino

- o Dermatitis

- o Arteritis temporal

- o Artritis

A menudo se administran ungüentos y cremas a las personas que tienen inflamación de la nariz, los ojos, los intestinos, los pulmones y la piel.

Mineralocorticoides - Estos tienden a ser usados para ayudar al desperdicio de sal en el cerebro, y pueden ser usados como un reemplazo de hormonas importantes en pacientes que sufren de insuficiencia suprarrenal.

Hay una mayor probabilidad de sufrir efectos secundarios cuando se toman por vía oral. Cuando se toman en forma de inyecciones o inhaladores se reduce el riesgo de efectos secundarios. Los medicamentos inhalados, como los que se usan para tratar el asma, pueden aumentar el riesgo de candidiasis oral. Los glucocorticoides también pueden terminar causando el síndrome de Cushing. Los mineralocorticoides pueden crear problemas con los niveles de álcalis y ácidos en el tejido del cuerpo, la debilidad del tejido conectivo, los bajos niveles de potasio en la sangre y la presión arterial alta.

Hierbas para tratar la inflamación

Es una buena idea hablar con su médico antes de empezar a utilizar hierbas para tratar la inflamación, especialmente si ya está tomando medicamentos recetados porque pueden afectar la eficacia de estos.

- Harpagophytum procumbens - Esta hierba se conoce más comúnmente como planta de agarre, garra del diablo o araña de madera. Es nativa de Sudáfrica y está relacionada con la planta de sésamo. Algunas investigaciones han encontrado que podría tener algunas propiedades antiinflamatorias. Puedes comprar varias marcas diferentes en línea

- Hisopo - Es una mezcla de diferentes hierbas, como el regaliz, que se utiliza a menudo para tratar algunas condiciones pulmonares, que incluyen la inflamación. Se debe tener precaución porque en algunos casos las convulsiones que amenazan la vida ocurrieron en animales de laboratorio cuando se usaron aceites esenciales de hisopo en ellos.

- Ginger - Esto no es algo nuevo. Durante siglos la gente ha usado el jengibre para tratar cólicos, estreñimiento, dispepsia y otros problemas gastrointestinales, y para el dolor asociado con la artritis reumatoide. Puedes encontrar jengibre casi en todas partes.

- Cúrcuma - Actualmente los científicos están investigando qué tan beneficiosa es la cúrcuma cuando se trata de tratar la enfermedad de Alzheimer, la artritis y otras enfermedades inflamatorias. La curcumina, que es parte de la cúrcuma, se ha utilizado para tratar muchos trastornos y enfermedades diferentes, entre ellos la inflamación. Es fácil encontrar diferentes suplementos en línea.

- Cannabis - El cannabis contiene un cannabinoide conocido como cannabicromeno. Han descubierto que este podría tener propiedades antiinflamatorias. Pero, en la mayoría de los lugares, el cannabis es ilegal.

Cómo la inflamación puede afectar a su cuerpo

Aunque hemos visto qué es la inflamación, qué la causa, qué puede causar, y cómo se puede tratar, necesitamos ver algunos detalles. Es importante saber exactamente lo que la inflamación puede hacer a tu cuerpo. Algunas de estas cosas son buenas y otras malas, pero te ayuda a aprender cuando necesitas intervenir.

- Combate las infecciones.

En su forma más beneficiosa y visible, la inflamación ayuda a combatir las enfermedades y a reparar las heridas. "Usted ha notado la respuesta inflamatoria de su cuerpo si alguna vez ha tenido fiebre o dolor de garganta con glándulas inflamadas", dice Timothy Denning, Ph. D. También puede notarlo si una cortada se infecta y se pone caliente y roja. El calor, la hinchazón y el enrojecimiento son señales de que su cuerpo está enviando glóbulos blancos, nutrientes y factores de crecimiento inmunológico al área que ha sido dañada. Esta forma de inflamación sólo será temporal. Una vez que la enfermedad desaparezca o la infección se cure, la inflamación desaparecerá.

- Te ayuda a prepararte para la batalla.

Cuando experimentas estrés emocional, experimentarás otro tipo de inflamación. En lugar de que el cuerpo envíe células sanguíneas a una determinada zona del cuerpo, los marcadores inflamatorios conocidos como proteínas C-reactivas las colocan en la sangre y luego son transportadas a través del cuerpo.

Esta es la forma en que tu cuerpo se prepara para el peligro, o la respuesta de "lucha o pelea". Esto inundará el cuerpo con adrenalina y podría terminar ayudándote a salir de una situación de peligro de vida. Cuando una persona tiene un estrés interminable, o no puede olvidar eventos pasados, puede terminar causando que estos niveles de proteína se mantengan elevados, y esto podría terminar causando varios problemas de salud diferentes, como los que vamos a repasar.

- Tu intestino puede terminar siendo lastimado.

Según Denning, la mayoría de nuestras células inmunes se encuentran alrededor de los intestinos. En su mayoría, no prestan atención a los billones de bacterias buenas que se supone que están en el intestino. Hay unas pocas personas que tienen una tolerancia rota y las células inmunes comenzarán a dañar esas bacterias saludables. Esto entonces causará una inflamación crónica.

Las células inmunes también son capaces de atacar el tracto digestivo. Las enfermedades inflamatorias del intestino, que son condiciones autoinmunes, hacen precisamente eso. Pueden incluir la enfermedad de Chron o la colitis ulcerosa. Los síntomas más comunes de estas enfermedades son úlceras, calambres, diarrea, y algunos pueden causar que una persona necesite que le quiten algunos de sus intestinos. Los médicos aún no han descubierto por qué algunas personas desarrollan EII, pero el control del estrés, los antibióticos, la dieta, la genética y el medio ambiente parecen ser los posibles culpables.

- Sus articulaciones también pueden doler.

Cuando las articulaciones están constantemente inflamadas, puede terminar causando serios daños. La artritis reumatoide es un tipo de condición que daña las articulaciones. Este es otro trastorno autoinmune que los médicos creen que puede tener un componente genético, pero puede haber una conexión con el tabaquismo y los bajos niveles de vitamina D. Un estudio realizado en la Universidad de Yale en 2013 encontró que una dieta alta en sal podría contribuir a la AR. Las personas que tienen AR a menudo experimentan rigidez y dolor en las articulaciones. Como la reacción inmunológica no se limita completamente a las articulaciones, también corren un mayor riesgo de desarrollar problemas con sus ojos y otras partes del cuerpo.

- Hay una conexión con las enfermedades del corazón.

Todas las partes del cuerpo que terminan siendo dañadas o lesionadas pueden terminar causando inflamación, y esto incluye los vasos sanguíneos. Cuando las arterias se llenan de placa grasa, puede terminar causando inflamación. Esta placa grasa atrae a los glóbulos blancos, crece y puede terminar creando coágulos de sangre, que podrían terminar provocando un ataque al corazón. Hay una proteína específica, conocida como interleucina-6, que podría desempeñar un papel importante, según un estudio publicado en *The Lancet*.

La alimentación poco saludable y la obesidad aumentan la inflamación en todo el cuerpo, pero incluso una persona sana que experimenta una inflamación crónica debido a un trastorno autoinmune, como la enfermedad celíaca, la psoriasis o la artritis reumatoide, parece tener un mayor riesgo de desarrollar una enfermedad cardíaca, sin importar cuán sana esté.

- Hay una gran posibilidad de cáncer.

Hay muchos cánceres diferentes que se relacionan con la inflamación crónica, como el tracto digestivo, el cuello del útero, el esófago y el pulmón, entre otros. Un estudio realizado en la Universidad de Harvard, en 2014, que los adolescentes con sobrepeso que tenían niveles más altos de inflamación tenían un 63% más de riesgo de ser diagnosticados con cáncer colorrectal en la edad adulta, en comparación con los que no tenían sobrepeso. La inflamación que experimentan podría estar relacionada con una condición crónica, un irritante químico, una infección crónica o la obesidad. Todo lo cual había sido conectado a un mayor riesgo de cáncer.

- Puede terminar dañando tu sueño.

Un estudio realizado en 2009 por la Universidad Case Western Reserve, encontró que las personas dijeron que o bien dormían más o menos en un tiempo promedio en el que tenían niveles más altos de proteínas relacionadas con la inflamación en su torrente sanguíneo que aquellos que podían dormir alrededor de 7 horas y media cada noche. Lo único que hizo esta investigación fue establecer una conexión entre ellos, y no que uno causara directamente al otro. El autor del estudio declaró que no pueden estar seguros de si la inflamación desencadenará el sueño por períodos más o menos largos, o si la duración del sueño desencadena la inflamación. También existe la posibilidad de que haya un problema subyacente, como una enfermedad o un estrés crónico, que cause ambas cosas. El trabajo por turnos también se ha relacionado con un aumento de la inflamación dentro del cuerpo.

- Puede ser perjudicial para sus pulmones.

Cuando sus pulmones están inflamados, puede causar que se acumule líquido y estrechará sus vías respiratorias, lo que aumentará la dificultad de su respiración. La enfermedad pulmonar obstructiva crónica, el asma y las infecciones causarán la inflamación de los pulmones. El consumo de carnes curadas, el sobrepeso, los productos químicos caseros, la contaminación del aire y el fumar están relacionados con la inflamación de los pulmones.

- Puede lastimar tus encías.

La inflamación puede terminar dañando tu boca cuando se presenta en forma de periodontitis. Esto es causado por bacterias acumuladas en la boca que causan una inflamación crónica. Terminará causando que la estructura esquelética alrededor de los dientes se dañe o debilite y las encías retrocedan. El uso de hilo dental y el cepillado regular pueden ayudar a prevenir la periodontitis. Un estudio realizado en 2010 por la Universidad de Harvard descubrió que el consumo de alimentos con alto contenido de ácidos grasos omega-3 también puede ayudar.

La enfermedad periodontal no sólo tiene un efecto directo en tu salud oral. Algunos estudios han descubierto que la inflamación de las encías puede causar demencia y enfermedades cardíacas. Esto se debe a que las bacterias de la boca pueden terminar provocando la inflamación en otras zonas del cuerpo.

- Puede hacer que sea más difícil perder peso.

La obesidad es un gran factor de inflamación dentro de tu cuerpo, y perder peso es una forma efectiva de luchar contra ella. Pero a menudo es mucho más fácil decirlo que hacerlo, ya que estos niveles de proteína pueden terminar haciendo que la pérdida de peso sea mucho más difícil de lo que tiene que ser. Por ejemplo, la inflamación crónica a menudo le dirá que tiene hambre y también ralentizará su metabolismo. Esto significa que terminas comiendo más y quemando menos calorías. La inflamación tiende a aumentar la resistencia a la insulina, lo que incrementa el riesgo de padecer diabetes, y también está relacionada con el futuro aumento de peso.

- Puede dañar tus huesos.

Cuando se tiene una inflamación en todo el cuerpo puede interferir con el crecimiento de los huesos y puede aumentar la pérdida de hueso, según un estudio publicado en el *Journal of Endocrinology*. Los investigadores creen que los marcadores inflamatorios en la sangre pueden interrumpir la "remodelación". Este es un proceso continuo en el que las piezas viejas y dañadas de hueso son reemplazadas por piezas nuevas.

Cuando hay una inflamación del tracto gastrointestinal, puede ser perjudicial para los huesos porque puede terminar impidiendo la absorción de importantes nutrientes para la formación de huesos como la vitamina D y el calcio. La AR también puede tener graves consecuencias para los huesos, ya que limitará la actividad física de una persona y a menudo le impedirá realizar ejercicios de fortalecimiento óseo y de levantamiento de peso.

- Puede terminar afectando a tu piel.

Los efectos de las inflamaciones no sólo ocurren internamente. La inflamación también puede reflejarse en la piel. El ejemplo más común sería la psoriasis. Esta condición inflamatoria hará que su sistema inmunológico haga que la piel vuelva a crecer a un ritmo acelerado. Un estudio de *JAMA Dermatology* dijo que la pérdida de peso puede terminar ayudando a las personas que sufren de psoriasis a encontrar alivio, ya que la obesidad puede aumentar la inflamación.

La inflamación crónica también puede terminar causando un envejecimiento celular más rápido en estudios realizados en animales, y algunas personas creen que juega un papel en la formación de arrugas y otros síntomas de envejecimiento.

- También puede causar depresión.

Cuando el cerebro es el lugar donde se produce la inflamación, puede terminar causando depresión, según un estudio publicado en 2015 en *JAMA Psychiatry*. Puede ser específicamente la razón de los síntomas depresivos de una persona como el mal sueño, la pérdida de apetito y el mal humor. Algunas investigaciones han descubierto que las personas que sufren de depresión tienen niveles más altos de inflamación en su torrente sanguíneo.

El Dr. Jeffery Meyer, y uno de los autores principales del estudio de 2015, dijo que "La depresión es una enfermedad compleja y sabemos que se necesita más que un cambio biológico para inclinar a alguien hacia un episodio... Pero ahora creemos que la inflamación en el cerebro es uno de estos cambios y eso es un importante paso adelante".

Consideraciones y estrategias

La comunicación que todo el mundo tiene entre su cuerpo y su cerebro sugiere que las intervenciones estrictamente conductuales o dietéticas no van a ser suficientes para bajar la inflamación de una persona por sí mismas. En su lugar, tenemos que mirar el estilo de vida integral y las prevenciones e intervenciones dietéticas al mismo tiempo. La mejor manera de avanzar es crear mejores biomarcadores y seguir investigando sobre las respuestas individuales a las diferentes dietas. También es importante tener una mejor comprensión de cómo los factores de comportamiento y los componentes de los alimentos modulan los objetivos genéticos que trabajan en la respuesta inflamatoria.

Una dieta de alimentos integrales

Las personas que siguen una dieta basada en plantas a menudo lanzan las palabras "alimentos enteros" con ella. El problema es que mucha gente no sabe realmente lo que significan los alimentos enteros, pero es una dieta muy saludable.

La gente aprenderá rápidamente que eso no significa que tengan que comer su comida entera, o que sólo pueden comprar en el Whole Foods Market. Todo lo que significa es que se come comida que todavía se ve como cuando se cultivaba en la naturaleza, o al menos muy cerca de ella. Básicamente, son alimentos que no han sido manipulados o mínimamente manipulados. Esto se debe a que toda la fibra y los nutrientes de toda la legumbre, semillas, nueces, granos, vegetales o frutas ya han sido dispuestos. Siempre recuerde este pequeño dicho: "No te metas con la Madre Naturaleza".

Reglas

Regla número uno:

Vuelve a lo básico. Tienes que ser el cazador, recolector y buscador del siglo XXI. Empieza a comprar productos locales y orgánicos. Asegúrate de comer alimentos enteros reales que puedas rastrear hasta su origen.

Regla número dos:

Es una buena idea estar centrada en las plantas. La investigación científica ha descubierto que hay muchos beneficios para la salud cuando se trata de comer una dieta alta en alimentos vegetales que provienen de la tierra como pseudogranos, granos, semillas, nueces, vegetales, frijoles, legumbres y frutas. No más de estos granos producidos en masa de forma agrícola o industrial. La ciencia no debería tener que decirnos lo bueno que es para nosotros comer plantas. Pruébalo tú mismo y hazte, amigo de esos poderosos nutrientes.

Regla número tres:

Conoce a tus granjeros locales. Si decides comer algunas proteínas animales en tu dieta diaria, asegúrate de que los animales que consumes fueron criados humanamente y que fueron alimentados con una dieta natural. Una vez más, debes asegurarte de que puedes rastrear tus alimentos hasta su origen, cómo se criaron, con qué se alimentaron y cómo existieron, como orgánicos, de granja, criados en pastos, capturados en el medio silvestre, alimentados con pasto, etc.

Regla número cuatro:

No comas cosas que vienen con una fecha de caducidad más larga que la tuya. Si no eres capaz de pronunciar un ingrediente que esté listado en el paquete, o si no encuentras el artículo en la despensa de tu abuela, bájalo e intenta encontrar el verdadero negocio para recrearte. Mejor aún, escoge alimentos que no vengan con una etiqueta nutricional y crea tu propia comida en tu propia cocina.

Regla número cinco:

Vive con cuidado. La nutrición no se trata sólo de contar cada gramo de fibra o caloría, ni de comer para alimentarse. La comida juega diferentes papeles en nuestra vida física, cultural, emocional, mental y social. Tenemos que respetar todas las formas en que la comida está involucrada en nuestro mundo cotidiano. Todos necesitamos empezar a tomarnos un poco más de tiempo para disfrutar de nuestros alimentos y liberarnos de las matemáticas de la comida, los dogmas nutricionales y las modas de la dieta. Tenemos que volver a los huesos desnudos de comer alimentos enteros tanto como seamos capaces de hacer mientras encontramos lo que más le gusta a nuestro cuerpo.

Alimentos enteros y cómo se ven

Nuestro cuerpo es capaz de funcionar más eficientemente con alimentos que están en su forma natural o cerca de ella. Cuando tu cuerpo se enfrenta a una papa frita salada y aceitosa que viene hacia ellos, tendrá que trabajar aún más duro para hacer lo que se supone que debe hacer. Si trabajamos para que el trabajo del cuerpo sea un poco más fácil, hará la vida más fácil.

Sólo para aclarar lo que quiero decir con "se metió" estoy hablando de alimentos que habían sido demasiado alterados mientras se fabricaban. La mayoría de las veces, esto se hace a través de la refinación y el procesamiento de los alimentos. El aceite, el azúcar y la sal, así como muchos tipos diferentes de conservantes y químicos, se añaden a los alimentos enteros durante su procesamiento, mientras que también eliminan otras cosas, como el agua y la fibra. Esta es la razón por la que no nos llenamos tan fácilmente cuando comemos alimentos procesados y a menudo terminamos estreñidos.

Hay muchas razones diferentes por las que los fabricantes procesan los alimentos, pero es principalmente para que puedan concentrar los sabores. Esto hace que el producto sea más atractivo para nosotros. Todo esto es para asegurarnos de que continuemos comprando los alimentos, y el fabricante seguirá ganando un buen dinero. Empacar y procesar los alimentos también puede crear un producto que durará más tiempo en el estante, y tienden a ser más convenientes para comer. Pero cuidado, todos estos alimentos son normalmente extremadamente altos en calorías.

Dicho esto, no hay que evitar todo el procesamiento. Individualmente procesamos alimentos cuando convertimos manzanas en puré de manzana, convertimos zanahorias en jugo, hacemos un batido verde con col rizada y fruta, y cuando hacemos panqueques con harina de avena que creamos con avena enrollada. Todos estos son alimentos que han sido mínimamente procesados. Lo bueno de esto es que lo hiciste para saber lo que hiciste y no pusiste en él, y sabes qué calidad de alimentos usaste, si eran libres de OGM, orgánicos, y cuán frescos eran. Sin embargo, hay un inconveniente. Nuestros alimentos caseros mínimamente procesados también pueden crear un resultado final denso en calorías, como con los batidos y los panqueques.

También hay alimentos mínimamente procesados que se pueden comprar en la tienda de comestibles, como condimentos, leche no láctea, verduras y frutas congeladas, y alimentos enteros cocidos. La mejor opción para elegir de todos ellos es la que no contiene ningún tipo de aceite, sal y azúcar añadidos.

Los productos alimenticios procesados que debe tratar de evitar, o al menos ser más indulgente, son los que están demasiado manipulados y los que están cargados de aceite, sal y azúcar, como los yogures, la salsa de pizza y los espaguetis en frasco, otros condimentos y alimentos preparados refrigerados, la mayoría de los cereales en la caja, los postres y cenas congelados, las sopas preparadas, las barras de aperitivos y los dulces, las galletas saladas y las patatas fritas. Todos los restaurantes, especialmente los de comida rápida, añaden mucho aceite, sal y azúcar a sus alimentos.

A menos que trabajes con semillas enteras, nueces, legumbres, granos, vegetales y frutas, revisa la lista de ingredientes en el paquete para que puedas ver lo que te estás preparando para poner en tu cuerpo, y que estás bien con esas cosas dadas tus metas de salud.

Para descomponerlo aún más, así es como deberían ser sus alimentos:

Coma *principalmente plantas* - Si mira en su tazón o plato, asegúrese de que las verduras ocupan alrededor del 75% de él.

Coma con colores - Durante el día, debe asegurarse de comer una amplia variedad de colores de verduras y frutas. Cuantos más colores comas, más antioxidantes consumirás y mayor será el espectro de nutrientes que obtendrás.

Consuma *las grasas correctas* - No sólo las grasas ayudan a su cuerpo a tomar nutrientes solubles en grasa, sino que las grasas también son una parte importante de su salud a nivel celular. Debes asegurarte de comer nueces como nueces o almendras, semillas como el cáñamo o la chía, alimentos ricos en omega-3, salmón, aguacate y aceite de coco con cada comida. Manténgase alejado de los aceites vegetales y de los aceites hidrogenados o trans.

Comer conscientemente *proteínas animales* - Ya que necesitas asegurarte de que los vegetales ocupan la mayor parte de tu plato, usa tus proteínas animales como "acompañante" y asegúrate de comer animales tratados y criados éticamente.

Hazte, amigo de las algas marinas - Debes empezar a comer algas semanalmente para asegurarte de que recibes una cantidad adecuada de yodo en tus nutrientes. Si eres nuevo en el mundo de las algas, prueba a usar copos de algas.

Añade *potenciadores* - No hay necesidad de volverse loco con los "superalimentos", pero estos alimentos densos en nutrientes vienen con un golpe en su pequeño paquete. Intenta añadir algunas puntas de cacao, bayas de goji, polen de abeja, maca y algunas setas medicinales para ayudar con la inflamación. También puedes añadir algo de cúrcuma, ajo, jengibre y canela.

Evite o limite su ingesta de lácteos - La leche de vaca está destinada a ser consumida por las vacas. Si quieres consumir productos lácteos, opta por los orgánicos. De lo contrario, empiece a mirar el mundo de la leche de semillas y nueces. Hay un sinfín de posibilidades.

Evitar o limitar la ingesta de gluten - Esto es especialmente cierto si eres sensible al gluten. Intenta explorar los granos sin gluten como el amaranto, el mijo y la quinua. Las verduras con almidón como las patatas dulces u otros tubérculos también son buenas.

Evitar o limitar los azúcares - Los azúcares refinados y procesados de todo tipo deben consumirse con moderación. Lo mismo ocurre con el uso de azúcares naturales como los que se encuentran en los dátiles, la miel, el jarabe de arce y las frutas.

Intente centrarse *en el equilibrio* - Intente equilibrar sus comidas con muchas proteínas, grasas saludables y vegetales fibrosos. Los carbohidratos que consumas deben provenir de frutas, verduras con almidón, legumbres o granos sin gluten.

Comer mejor

En su búsqueda de comer más alimentos integrales, hay algunas cosas que debe tener en cuenta.

- *Cuanto antes mejor* - Tan pronto como la planta haya sido retirada de su fuente de vida, ya sea la rama, la vid o del suelo, comenzará a deteriorarse. Consumir vegetales y frutas enteras dentro de un día más o menos después de haber sido recogidas o compradas le proporcionará los mayores beneficios nutricionales. El uso de verduras y frutas enteras congeladas también puede proporcionarle una nutrición porque a menudo se congelan rápidamente casi inmediatamente después de ser recogidas.

- *Dónde mirar* - En muchos puestos agrícolas locales y mercados de granjeros son lugares estupendos para encontrar un gran número de alimentos integrales nutritivos, ya que los alimentos allí normalmente se han recogido durante las últimas 24 horas más o menos. La sección de productos de su tienda de comestibles local también tendrá muchos alimentos integrales, aunque muchos de esos alimentos no serán tan frescos como los que puede encontrar en los mercados de agricultores locales, ya que los alimentos de la tienda de comestibles han sido transportados en camiones desde varios países y estados. Vaya a Internet y busque "CSA", que es la agricultura con apoyo comunitario, "mercados de agricultores" y "puestos de productos agrícolas" para encontrar los productos más frescos que pueda conseguir localmente.

- *Alimentos enteros sobre la marcha* - Los alimentos enteros viajarán fácilmente y nos llenarán más que la comida rápida. Piensa en empacar una bolsa de bocadillos para llevar contigo cuando estés de viaje o en el trabajo. Las opciones convenientes para los alimentos integrales son las papas cocidas frías, las vainas de arvejas frescas, las zanahorias, las uvas, las manzanas y los plátanos. Las nueces y las frutas secas también son una buena idea, pero también tienden a ser más densas en calorías. Las sobras cocidas o la avena, aunque esté fría, puede ser un buen alimento para viajar.

- *Viva la variedad* - Coma una gran variedad de alimentos enteros durante el día para que pueda satisfacer las necesidades de nutrientes de su cuerpo. Intente comenzar su mañana con un tazón de fruta cortada en cubos y granos enteros cocidos; esto podría ser quinua, arroz integral, etc., cubierto con un poco de leche de soja o de almendra. El almuerzo podría ser una simple ensalada verde con algunos frijoles y verduras o un tazón de sopa de verduras. Como tentempié del mediodía podrías coger una pieza de fruta, y luego para la cena, podrías comer una calabaza de invierno o una patata asada cubierta con chile vegetal.

Empezando en la dieta cetogénica vegetariana

Hay muchas dietas que van y vienen, pero en su mayor parte, todo el mundo ha empezado a vivir con la idea de que, si los vegetales son una gran parte de ello, probablemente no sea tan genial. Es por eso que Will Cole, un practicante de medicina funcional de Pittsburgh, ideó el enfoque basado en las plantas para una dieta cetogénica.

La esencia de la dieta es consumir una amplia variedad de vegetales y apoyarse fuertemente en grasas saludables, y no en carbohidratos, para obtener energía. Esta es una estrategia que Cole descubrió que funcionaba muy bien para la mayoría de sus pacientes. Es un enfoque menos restrictivo que su dieta cetogénica habitual.

El cuerpo nos puede dar dos cosas como combustible: grasa o azúcar. Cuando tu cuerpo quema azúcar, es como encender un fuego. Se quema rápidamente pero es de muy corta duración. Te ves obligado a volver por más, lo que muchas personas experimentarán como hambre y rabia, lo que forma la aflicción. Incluso los comedores limpios y saludables caen presas de la montaña rusa del azúcar en la sangre. Por ejemplo, un desayuno de avena saludable cubierto con fruta se convertirá en azúcar para alimentar su cuerpo. Con una dieta cetogénica, le proporciona grasa en lugar de azúcar, que se quemará más lentamente y durará mucho más tiempo. Esta es la leña en lugar de la leña.

Dietas cetogénicas

El primer capítulo de este libro repasó lo que era una dieta cetogénica, pero lo que no se sabía era que hay diferentes tipos de dieta cetogénica. También tienes la:

- **Dieta cetogénica de alto contenido proteínico** - Esta variación aumenta la ingesta de proteínas de moderada a alta. La Dieta Carnívora es una forma de dieta rica en proteínas.

- **Dieta cetogénica cíclica** - Esto no es un cambio de dieta, sino un cambio de horario de comida. Comes una dieta cetogénica estándar cuatro o cinco días a la semana, y en los días restantes aumentas tu consumo de carbohidratos.

- **Dieta cetogénica objetiva** - Esto es como una dieta cíclica. La diferencia es que tú aumentas tu consumo de carbohidratos en tus entrenamientos.

- **Dieta cetogénica restringida** - Esto es completamente diferente a todas las versiones de la dieta cetogénica de estilo de vida. Al reducir la ingesta de proteínas y carbohidratos, aún más, esta versión de la cetogénica se utiliza para controlar condiciones como la epilepsia y otros tipos de trastornos convulsivos. También ayuda con el cáncer que es impulsado por el azúcar.

Dieta Cetogénica Vegetariana

Como se ha aprendido en un capítulo anterior, la inflamación es la causa fundamental de la mayoría de los problemas de salud modernos, incluyendo las condiciones autoinmunes, el cáncer y las enfermedades cardíacas. Casi 50 millones de estadounidenses sufren de una condición autoinmune, y eso no incluye a los millones que están en el espectro de la inflamación autoinmune. Una persona que tiene un ataque al corazón cada 34 segundos. Una de cada tres mujeres y uno de cada dos hombres serán diagnosticados con algún tipo de cáncer en algún momento de su vida. Aunque todo esto puede ser común, definitivamente no es normal.

Es importante saber que estas enfermedades autoinmunes, y cualquier problema de salud, no aparecen de la nada. Todas comienzan con una lenta quemadura de inflamación y a menudo continúan durante años, empujando a tu cuerpo hacia una enfermedad. Y los alimentos que comes pueden hacer una gran diferencia.

En su esencia, la dieta cetovegetariana es una dieta cetogénica basada en plantas, que se ha descubierto que mejora la función del cerebro y estabiliza los niveles de azúcar en la sangre al proporcionar al cuerpo una forma de energía más sostenible y eficaz, en lugar de tener que utilizar sólo la glucosa del azúcar y los carbohidratos. Con su dieta cetogénica estándar, normalmente es muy pesada por los lácteos y la carne y no tiene en cuenta las sensibilidades que mucha gente tiene a estos grupos de alimentos en particular, además del hecho de que condena al ostracismo a cualquiera que prefiera seguir una dieta basada en plantas. Con la dieta cetogénica vegetariana, se aprovechan los beneficios de consumir una dieta alta en grasas sin los efectos inflamatorios de los lácteos y las carnes procesadas, que cuando se consumen en grandes cantidades se han relacionado con el cáncer.

¿Cómo es que esta combinación de dietas es tan poderosa? Con una dieta cetogénica vegetariana, se obtienen los beneficios de consumir una dieta a base de plantas y al mismo tiempo se evitan los principales errores que muchos vegetarianos y veganos bien intencionados cometen. Una dieta basada en plantas, en su núcleo, conduce a hábitos más respetuosos con el medio ambiente y puede mantener el azúcar en la sangre bajo control, luchar contra el cáncer, y tiene propiedades de desintoxicación intensiva.

Un problema que tiene mucha gente cuando come plantas es que se vuelven carbatarias y viven de la pasta, el pan y otros granos, así como de la soja y los frijoles como fuente de proteínas. Y la mayoría de las veces no se dan cuenta de cuánto dependen de estos alimentos. Esto a menudo resulta en inflamación y deficiencias de nutrientes vitales.

Por eso, una dieta cetogénica vegetariana hace más sencillo el plan de alimentación basado en plantas que está lleno de vegetales densos en nutrientes, proteínas limpias y grasas saludables. Como la dieta es baja en carbohidratos y alta en grasas, tu cuerpo pasará de ser un quemador de azúcar a uno de grasa una vez que llegues a la cetosis, tal como lo haría con una dieta cetogénica estándar.

Los principios básicos de esta dieta son simples:

1. Come comida de verdad.

2. Mantenga su consumo de carbohidratos bajo.

3. Mantén alta tu ingesta de grasa saludable.

4. Cuando comas vegetales sin almidón, añade un poco de grasa saludable.

5. Cuando comas grasas saludables, añade algunas verduras sin almidón.

6. Come cuando tengas hambre.

7. Deja de comer cuando estés saciado.

Puede encontrar grasas saludables de origen vegetal en alimentos como nueces, aceitunas, aguacates y cocos. Cuando se trata de proteínas, los frutos secos y las semillas son capaces de proporcionar proteínas sin los problemas asociados a la soja y las legumbres. Algunos de los carbohidratos que consumes provienen de vegetales densos en nutrientes.

Dieta cetogénica vegetariana y la lucha contra la inflamación

La investigación ha descubierto que comer una dieta alta en grasa que carece de fibra vegetal puede aumentar la inflamación. Cuando comes cetogénica vegetariano, no tienes que preocuparte de si estás poniendo o no alimentos en tu cuerpo que te lanzarán a un estado inflamatorio.

La razón de esto es que cuando pones a tu cuerpo en un estado de cetosis, reducirá tu inflamación mejorando la regulación de la vía Nrf-2 que induce a los genes antioxidantes y activa los genes responsables de las vías de desintoxicación que ayudan a la inflamación y a la función celular. Cuando se tienen vías de Nrf-2 activas, se calmará la inflamación y se activará la citoquina antiinflamatoria IL-10. También reduce las citoquinas pro-inflamatorias.

Las cetonas que tu cuerpo produce cuando estás en un estado cetogénico tienen una capacidad extra para combatir la inflamación. El beta-hidroxibutirato que se libera activará la importante vía AMPK que reducirá la inflamación previniendo las vías inflamatorias Nf-kB. Esto suena como un montón de cosas de la ciencia, pero en pocas palabras, cuando tu cuerpo está en un estado de quema de grasa de la cetosis, que aliviará la inflamación a través de varias vías diferentes.

Un día en la vida...

Aquí hay una simple mirada a lo que un día en la vida de un vegetariano cetogénico podría consumir. Por supuesto, esto será un poco diferente para todos, pero así es como se vería un día básico.

Desayuno:

Hay algunas personas que siguen un programa de ayuno intermitente, por lo que no pueden desayunar. Para aquellos que sí desayunan, un batido cargado de grasa es una gran manera de despertar su cerebro. Un batido verde bajo en azúcar junto con medio aguacate, arándanos, leche de coco y espinacas con sólo una cucharada de semillas de chía es una gran opción.

Almuerzo:

Una opción fácil de preparar y calentar el almuerzo es un tazón de fideos de calabacín con pesto de albahaca.

La cena:

A todo el mundo le encantan los martes de tacos, así que puedes disfrutar de unos tacos con un taco de coliflor asado envuelto en lechuga. Asegúrate de ponerle un poco de guacamole lleno de cilantro desintoxicante.

Dieta cetogénica vegetariana a largo plazo

La dieta cetogénica vegetariana fue creado con la esperanza de ayudar a las personas que querían explorar los beneficios de la cetosis a llevar un estilo de vida saludable. Con la dieta cetogénica vegetarianA, es mejor optar por la dieta cetogénica vegetal durante las primeras ocho semanas para que el cuerpo tenga tiempo suficiente para pasar del azúcar a la quema de grasa.

Una vez que hayas llegado al día 60, puedes reevaluar dónde estás y cómo te sientes. Si estás disfrutando donde estás, y tu cuerpo se siente bien, no tienes que cambiar nada. En este punto, estás comiendo alimentos densos en nutrientes. Nadie necesita permanecer en la cetosis nutricional para siempre. Ya descubrirás dónde tienes que estar. Descubrirás cómo experimentar con recetas, y podrías probar otras herramientas de cetosis como el ayuno intermitente. Serás capaz de averiguar cuál es tu tolerancia personal a los carbohidratos. Después de los dos primeros meses, es una buena idea pasar un tiempo fuera de la cetosis aumentando tu ingesta de carbohidratos saludables, y luego notar realmente cómo se siente tu cuerpo.

La razón por la que el vegetarianismo cetogénico es tan sostenible es que tienes control sobre lo que comes y lo que funciona mejor para tu cuerpo. Puedes divertirte. Todo el mundo es diferente y por eso una forma puede funcionar para ti, pero no para otra persona. Algunas personas descubrirán que pueden comer unos pocos carbohidratos más, mientras que otros no pueden.

En general, una dieta cetogénica vegetariana es una forma sostenible y práctica de comer debido a su capacidad de limitar los antojos a través de la adaptación a la grasa, que es una de las principales razones por las que las dietas tienden a fracasar. Ya sea que planees ser completamente vegetal, o si quieres añadir carne de vez en cuando, el cetogénica vegetariano es la base perfecta. Por supuesto, como con cualquier cambio de dieta, es una buena idea hablar con su médico para asegurarse de que está eligiendo los mejores alimentos para su cuerpo.

Plan de comidas de 30 días

Antes de saltar al plan de comidas, aquí hay algunos consejos.

1. Habrá repetición de comidas para facilitarte las cosas. Nadie quiere tener que aprender o cocinar una nueva comida tres veces al día todos los días. Es una nueva dieta, así que cuanto más fácil sea de seguir, más probable será que la sigas.

2. Puedes mezclar y combinar libremente las comidas de este plan de dieta como quieras.

3. Debes congelar o refrigerar las sobras para las comidas de los días siguientes.

4. Cocina unos huevos duros y guárdalos en la nevera para recetas o un bocadillo rápido si lo necesitas.

Día 1

Desayuno: Batido de chocolate Cetogénico (hace 1 porción)

- 2 cucharadas de mantequilla de coco

- .25 c de leche de coco

- .25 c de polvo de proteína

- 1 cucharada de aceite de coco

- 1 cucharada de polvo de cacao sin endulzar

- Unas pocas gotas de extracto de Stevia

- .25 c de agua

- .5 c de hielo

- Ponga todo en la licuadora y mézclelo todo.

Almuerzo: Aguacate relleno con huevos (hace 2 porciones)

- 2 aguacates medianos, sin hueso

- Pimienta

- .25 cucharaditas de sal

- 2 cebolletas

- 1 cucharadita de Dijon

- .25 c + 2 cucharadas de mayonesa sin leche

- 4 grandes huevos duros

- Corta los huevos y las cebolletas en dados. Luego mezcla la cebolla, la mostaza, la mayonesa y los huevos cortados en dados. Sazonar todo con un poco de pimienta y sal.

- Saquen la carne del aguacate y dejen una pulgada de carne dentro para mantenerlo fuerte. Mezcla el aguacate con la mezcla de huevo y luego llena las mitades de aguacate con la mezcla de la ensalada.

La cena: 3 panecillos de huevo al pesto (hace 10 panecillos)

- Pimienta

- Sal

- 6 grandes huevos orgánicos

- 4.4 oz de queso blando

- .25 c tomates secos picados al sol

- .5 c de aceitunas sin hueso

- 3 cucharadas de pesto

- .66 c de espinacas congeladas

- Tu horno tiene que estar a 350.

- Mezcla las espinacas escurridas, las aceitunas y los tomates en un bol con los huevos. Añade la pimienta, la sal y el pesto. Vierte la mezcla en 10 tazas de panecillos y divide el queso en la parte superior de cada una. Hornee durante 20 a 25 minutos.

- Tres panecillos es una porción, así que congela las sobras para tenerlas para después.

Día 2

Desayuno: Tortilla de espinacas y feta (hace 1 porción)

- Pimienta

- Sal

- 2 cucharadas de ghee

- .33 c feta desmoronada

- 3 c de espinacas frescas

- 1 taza de champiñones en rodajas

- Diente de ajo

- 3 huevos orgánicos

- Añade el ghee y el ajo a una sartén y añade un poco de sal. Cocine hasta que estén fragantes y luego mezcle los hongos. Cocine hasta que se doren. Añada las espinacas y cocine hasta que se marchiten. Colóquelas en un bol y limpie la sartén.

- Bata los huevos con pimienta y sal. Añadir un poco de ghee a la sartén y verter los huevos. Cubrir la sartén con los huevos. Cuando el huevo esté casi cocido, añadir las espinacas y los champiñones cocidos en el huevo y cubrir con el queso. Dale la vuelta a la mitad y sírvelo.

Almuerzo: 2 panecillos de huevo al pesto

La cena: Ensalada tricolor (hace 2 porciones)

- 2 cucharadas de EVOO

- 2 cucharadas de pesto

- 4.4 oz de mozzarella

- 8 aceitunas

- 1 aguacate grande

- 4 tomates medianos

- Corta los tomates. Corta el aguacate y quítale el hueso. Con cuidado corta el aguacate y saca las rebanadas. Coloca los tomates en un plato y pon encima las aceitunas, el queso y el aguacate. Cubrir todo con pesto y aceite de oliva.

Día 3

Desayuno: Batido Cetogénico de vainilla (hace 1 porción)

- .25 c de agua

- .5 c de hielo

- Unas pocas gotas de extracto de Stevia

- 1 cucharadita de extracto de vainilla

- 1 cucharada de aceite de coco

- .25 c de polvo de proteína

- .5 c de leche de coco

- 2 cucharadas de mantequilla de coco

- Añade todo a tu licuadora y pulsa hasta que todo se reúna.

Almuerzo: Ensalada tricolor

La cena: 3 panecillos de huevo al pesto

Día 4

Desayuno: Tortilla de espinacas y feta

Almuerzo: 2 panecillos de huevo al pesto

La cena: Auténtica ensalada griega (hace 4 porciones)

- 4 cucharadas de EVOO

- 1 cucharadita de orégano seco

- 7.1 oz feta

- 4 cucharadas de alcaparras

- 16 aceitunas

- Cebolla pequeña

- Pimiento verde mediano

- Pepino grande

- 5 tomates medianos

- Pela el pepino y córtalo en rodajas. Corta en dados todas las verduras y las aceitunas. Coloca todas las verduras en un bol con el orégano, las aceitunas y las alcaparras. Añadan el queso feta y rocíenlo con el aceite de oliva.

Día 5

Desayuno: Batido Cetogénico de chocolate

Almuerzo: Ensalada de aguacate y huevo (hace 2 porciones)

- Pimienta

- Sal

- 2 cucharaditas de Dijon

- 2 dientes de ajo triturados

- .5 c de yogur lleno de grasa

- 4 c de lechuga mixta

- Aguacate grande

- 4 huevos duros orgánicos

- Bate la pimienta, la sal, la Dijon, el ajo y el yogur. Limpia las verduras y colócalas en un tazón y mézclalas con el aderezo. Despepitar el aguacate y cortarlo en las verduras. Añade los huevos y cúbrelos con un poco de pimienta y sal.

La cena: Lasaña Cetogénica vegetariana (hace 6 porciones)

- .5 cucharaditas de sal

- .25 c + 2 cucharadas de ghee

- 6 huevos orgánicos

- .5 c de parmesano rallado

- 1 c de mozzarella rallada

- 1,33 c feta

- 10.6 oz de espinacas frescas

- 1 taza de salsa marinara

- 2 berenjenas medianas

- Tu horno tiene que estar encendido a 400. Corta la berenjena en rodajas de media pulgada y ponlas en una bandeja de hornear. Cepíllalas con un poco de ghee derretido y añade un poco de pimienta y sal. Hornee durante 20 minutos.

- Blanquee las espinacas y drenen el exceso de agua. Una vez que la berenjena esté lista, pongan el horno a 350. Bate un huevo con un poco de sal y añádelo a una cacerola engrasada. Girar el huevo para hacer una tortilla fina. Una vez cocida, se retira y se repite con el resto de los huevos.

- Poner dos tortillas en el fondo de una cazuela. Esparce un tercio de la marinara sobre los huevos y añade un tercio de las rodajas de berenjena, un tercio de la mozzarella, la mitad de las espinacas y la mitad del queso feta. Añada dos tortillas más y repitan las capas. En la última capa, añadir los huevos restantes, la marinara, la berenjena y la mozzarella. Cubrir con el parmesano y hornear de 25 a 30 minutos.

Día 6

Desayuno: Frittata con tomates y queso

- Pimienta

- Sal

- 2 cucharadas de hierbas frescas

- 1 cucharada de ghee

- .66 tomates cherry partidos por la mitad

- .66 c feta desmoronada

- .5 cebolla mediana

- 6 huevos orgánicos

- Precaliente su parrilla. Añade la cebolla y el ghee a una sartén y cocina hasta que se dore ligeramente. Bata los huevos en un tazón con las hierbas, la pimienta y la sal. Vierta los huevos en la sartén con las cebollas. Cocinar hasta que los bordes se vuelvan blancos. Añadir el queso y los tomates cherry. Colóquelo en el horno y cocine de cinco a siete minutos.

Almuerzo: Lasaña Cetogénica vegetariana

La cena: Hamburguesa Cetogénica vegetariana (hace 2 porciones)

- Pimienta

- .25 cucharaditas de sal

- Diente de ajo triturado

- 1 cucharada de orégano fresco

- 2 cucharadas de albahaca fresca picada

- 1 cucharada de ghee

- 2 setas Portobello medianas

- 1 c de lechuga mixta

- 2 rebanadas de queso duro

- 2 huevos orgánicos

- 2 cucharadas de mayonesa

- 2 panecillos cetogénicos

- Derretir el ghee y mezclar la albahaca, el orégano, la pimienta, el ajo y la sal. Vierta la mezcla sobre los hongos. Déjelo marinar durante unos minutos. Asar los champiñones durante cinco minutos por cada lado. Retirar del fuego y cubrirlos con un poco de queso.

- Mientras tanto, fríe los huevos en un poco de ghee hasta que la clara esté puesta, pero la yema aún esté líquida. Tostar los bollos cetogénicos en la parrilla. Añadan una cucharada de mayonesa a cada uno y cubran con los champiñones, huevo, rodaja de tomate y lechuga.

Día 7

Desayuno: Frittata con tomates y queso

Almuerzo: Hamburguesa Cetogénica vegetariana

La cena: Lasaña Cetogénica vegetariana

Día 8

Desayuno: Batido Cetogénico de vainilla

Almuerzo: Aguacate relleno de huevo

La cena: Risotto" con queso (hace 4 porciones)

- Sal

- 4 cucharadas de cebollino picado

- 1 c de parmesano rallado

- 1 c de cheddar rallado

- 1 cucharadita de Dijon

- 1 c de caldo vegetal

- Cebolla pequeña, picada

- .25 c ghee

- Cabeza de coliflor

- Rallar la coliflor. Añade el ghee a una sartén y añade la cebolla, cocinándola hasta que se dore ligeramente. Añada el arroz con coliflor. Cocinar durante unos minutos y luego añadir el caldo de verduras. Cocinar otros cinco minutos. Añade la mostaza y retira del fuego. Mezclar los quesos rallados y el cebollino. Sazonar con un poco de sal si es necesario.

Día 9

Desayuno: Desayuno Cetogénico vegetariano (hace 1 porción)

- Pimienta

- Sal

- 2 cucharadas de ghee

- .33 c chucrut

- .5 c de espinacas cocidas

- 1 c de setas

- 1 oz de queso cheddar

- .5 aguacate mediano

- 1 huevo frito grande

- Cocina los champiñones y las espinacas juntos en una cucharada de ghee. Cocina el huevo en el ghee restante. Sazonar con un poco de pimienta y sal. Servir con la col fermentada, el aguacate y el queso.

Almuerzo: McMuffin cetogénico (hace 2 porciones)

- Muffins:

  - Sal

  - .25 c de cheddar rallado

  - 2 cucharadas de agua

  - 2 cucharadas de leche de coco

  - 1 huevo orgánico

  - .25 cucharaditas de bicarbonato de sodio

  - .25 c de harina de lino

  - .25 c de harina de almendras

- Relleno:

  - Pimienta

  - Sal

  - 1 cucharadita de Dijon

  - 2 rebanadas de cheddar

- 1 cucharada de mantequilla

- 1 cucharada de ghee

- 2 huevos orgánicos

- Para el panecillo, mezclar los ingredientes secos y luego mezclar en el agua, la crema y el huevo. Mezclar el queso y luego dividir la mezcla en porciones individuales de panecillos. Ponga la mezcla en el microondas de 60 a 90 segundos.

- Mientras tanto, fríe los huevos para el relleno. Cocina hasta que los huevos estén listos pero la yema aún esté líquida. Sazonar con un poco de pimienta y sal. Cortar las magdalenas por la mitad y untarlas con un poco de mantequilla. Cubrir con una rebanada de queso, un huevo y un poco de mostaza.

La cena: Un cursi "Risotto"

Día 10

Desayuno: Tortilla de espinacas y feta

Almuerzo: Risotto

La cena: Desayuno Cetogénico vegetariano

Día 11

Desayuno: Batido Cetogénico de chocolate

Almuerzo: Ensalada griega

La cena:"Risotto"

Día 12

Desayuno: Desayuno Cetogénico vegetariano

Almuerzo: Lasaña Cetogénica vegetariana

La cena: McMuffin Cetogénico

Día 13

Desayuno: Frittata con tomates y queso

Almuerzo: Lasaña Cetogénica vegetariana

La cena: Ensalada de aguacate y huevo

Día 14

Desayuno: Frittata con tomates y queso

Almuerzo: McMuffin Cetogénico

La cena: Lasaña Cetogénica vegetariana

Día 15

Desayuno: Batido Cetogénico de chocolate

Almuerzo: Aguacate relleno de huevo

La cena: 3 panecillos de huevo al pesto

Día 16

Desayuno: Tortilla de espinacas y feta

Almuerzo: 2 panecillos de huevo al pesto

La cena: Ensalada tricolor

Día 17

Desayuno: Batido Cetogénico de vainilla

Almuerzo: Ensalada tricolor

La cena: 3 panecillos de huevo al pesto

Día 18

Desayuno: Tortilla de espinacas y feta

Almuerzo: 2 panecillos de huevo al pesto

La cena: Ensalada griega

Día 19

Desayuno: Batido Cetogénico de chocolate

Almuerzo: Ensalada de aguacate y huevo

La cena: Lasaña Cetogénica vegetariana

Día 20

Desayuno: Frittata con tomates y queso

Almuerzo: Lasaña Cetogénica vegetariana

La cena: Hamburguesa Cetogénica vegetariana

Día 21

Desayuno: Frittata con tomates y queso

Almuerzo: Hamburguesa Cetogénica vegetariana

La cena: Lasaña Cetogénica vegetariana

Día 22

Desayuno: Batido Cetogénico de vainilla

Almuerzo: Aguacate relleno de huevo

La cena: Un cursi "Risotto"

Día 23

Desayuno: Desayuno Cetogénico vegetariano

Almuerzo: McMuffin cetogénico

La cena: "Risotto"

Día 24

Desayuno: Tortilla de espinacas y feta

Almuerzo: Risotto

La cena: Desayuno Cetogénico vegetariano

Día 25

Desayuno: Batido Cetogénico de chocolate

Almuerzo: Ensalada griega

La cena: "Risotto"

Día 26

Desayuno: Desayuno Cetogénico vegetariano

Almuerzo: Lasaña Cetogénica vegetariana

La cena: McMuffin cetogénico

Día 27

Desayuno: Frittata con tomates y queso

Almuerzo: Lasaña Cetogénica vegetariana

La cena: Ensalada de aguacate y huevo

Día 28

Desayuno: Frittata con tomates y queso

Almuerzo: McMuffin cetogènico

La cena: Lasaña Cetogénica vegetariana

Día 29

Desayuno: Desayuno Cetogénico vegetariano

Almuerzo: McMuffin vegetariano

La cena: "Risotto"

Día 30

Desayuno: Tortilla de espinacas y feta

Almuerzo: Risotto

La cena: Desayuno Cetogénico vegetariano

Conclusión

Gracias por llegar hasta el final de la *Dieta Cetogénica Vegetariana*, esperemos que haya sido informativa y capaz de proporcionarle todas las herramientas que necesita para alcanzar sus objetivos, sean cuales sean.

El siguiente paso es empezar a cambiar activamente su dieta para que pueda ser más feliz y sentirse saludable. Utilice el plan de comidas de 30 días para ayudarle a empezar. Una vez que te acostumbres a las reglas de la dieta, experimenta para ver qué alimentos funcionan mejor para ti. Puede que descubras que puedes añadir algunos productos animales más sin causar inflamación o efectos secundarios negativos. Tú eres quien mejor conoce tu cuerpo, así que escucha lo que te dice.

Por último, si usted encontró este libro útil de alguna manera, ¡una reseña en Amazon es siempre apreciada!